AVEMAR

암(癌)세포 자살유도 新무기

밀배아추출물

AVEMAR

암(癌)세포 자살유도 新무기

밀배아추출물

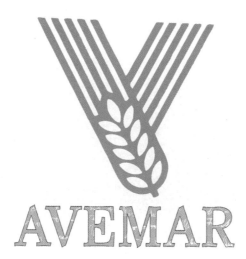

AVEMAR

헝가리의 명약

아 · 베 · 마 · 르

암(癌)세포 자살유도 新무기 밀배아추출물

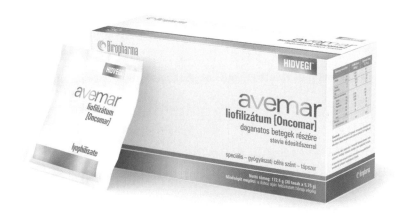

서문

Dr. David G. / date: 2005 Alternatives

　나는 효과적인 암 치료법을 찾기 위해 온 세계를 조사하는 것에 열정을 품고 있다. 지구 한 바퀴 돌고난 뒤에서 보고된 치료법을 조사하였고 그것이 기대했던 것처럼 효과가 있지 않다는 것을 알아내기 위해 더 많은 시간을 보내게 되는 것은 드문 일이 아니었다.

　나의 노력들을 매우 보람 있게 해주는, 발견된 몇 안 되는 보석을 찾았다. 그리고 내가 이 보고서에서 말하려고 하는 것이 완전한 '치료법'이 아니다 하더라도, 그것은 수 천 명의 생명을 살리고 엄청난 고통을 예방하도록 도와줄 수 있는 보석임에 틀림없다….

　현재는 인터넷 세상으로 시중에 범람하는 암을 치료한다는 수천종의 요법과 식품들이 있다. 저마다 모든 암이 치료되었고 나았다 소개되니 실제 환자들은 혼란스럽기만 하다.

　출처가 확인되지 않는 자료를 바탕으로 개인완치 사례를 만들고 증명되지 않은 자연요법과 면역요법이 기적의 암치료제로 소개되고 있다.

　저마다 임상논문과 완치 사례를 소개하지만 객관적이지 못하고 증명되고 재현되지 못하는 사례들이 많아 환자의 판단을 흐리게 한다.

　자기네 제품은 단 한편의 임상논문을 만들지 못하면서 남의 임상논문을 인용하여 수천편의 임상논문이라 소개되며 마치 자기제품이 동일제품으로 소개 되고 있다.

암은 만만하고 간단하지가 않다. 그래서 더더욱 검증된 자료가 필요하다. 무엇을 먹고 나았다 할지라도 확인되고 검증하기 위해서는 많은 시간과 임상비용이 소요된다. 효과가 증명 되어도 독성시험에 통과 되어 안전성이 먼저 보장 되어야한다.

의학은 증거 위주의 학문이니 누구나 검증이 가능하고 출처가 분명해야한다. 오랜시간 추적 임상하여 혈액검사나 CT, PET등의 결과를 가지고 공인된 임상기관에서 객관적인 임상을 거쳐 학회에 보고 되어야한다.

1971년 미국 리쳐드 닉슨 대통령이 암과의 전쟁을 선포, 5년내로 획기적인 암 치료법을 개발 하겠다고 장담을 하였으나 30여년이 지난 2000년대에 와서 약 50조원의 막대한 돈을 쏟아붓고 나서야 미국 국립암센터는 허탈감을 느끼게 되었고 그 이후 치료에 다변화를 모색하였다. 암과의 전쟁은 실패로 끝났고 이제는 획기적인 암 치료제 개발 보다 예방에 주력하고 독성 부작용이 없는 대체의학에 눈을 돌리게 되었다. 2011년 최근에 미국 암 협회(American Cancer Society)는 미국내 암사망율이 전년대비 감소 추세로 나타났다고 발표하였다. 지난 10년 동안 계속 암 사망율이 감소 추세의 있었다는 것은 매우 의미 깊다라고 밝혔다.

하지만 우리나라는 CT.MRI등 세계 최고 수준의 고가장비 보유율을 가지고 OECD국가중 세계 최고의 의료비를 낭비한다는 국가로 지적되었고 최근 2010년 통계청 암 사망율은 전년대비 2.8%로 오히려 증가한 것으로 조사되었다.

최근의 암 환자들은 일반적으로 수술, 화학요법, 방사선 요법 등을 포함하는 기존 치료법과 면역요법, 면역세포 치료법, 중입자 치료법, 유전자요법, 신생혈관 억제제 및 표적치료요법 등과 같은 보다 구체적인 표적이 있는 새로운 치료법으로 치료를 받는다.

진단과 치료가 향상되면서 암 환자 5년 생존율이 증가할 가능성이 있으며, 이런 암 생존자들은 암 재발을 방지하고 암 진단 후 수명을 늘릴 수 있는 치료제를 찾으려고 애쓰게 될 것이다.

최근의 연구에서는 유방암 환자와 전립선암 환자들 중 각각 63%와 37%의 많은 비율이 보조요법으로 사용하고 있는 것으로 밝혀졌다.

이 연구 결과는 암 환자들이 기존 암 치료법을 강화할 수 있는 대체식이요법과 영양요법을 찾으려는 욕구가 강함을 시사한다. 따라서 의사 및 의료서비스 사업자들이 해야할 일은 암 환자들이 암 재발을 방지하고 복지를 증진시키는데 도움이 될 가능성이 있는 치료법에 대해 암 환자들에게 정보를 제공하는 것이다.

아베마르!

이 책에서 소개되는 밀싹 추출물 아베마르는 의사와 연구자를 통해서 검증된 자료를 바탕으로 객관적인 평가를 제대로 받으려한다.

이 책은 현재 암 환자 치료제로 임상실험 중인 한 식물 추출물의 효능을 세밀하게 검토 할 것이다. 이 생성물은 Avemar라고 하는 발효 밀 배아추출물이다. 이 책에서는 이 추출물을 만드는 방법, 안전성, 작용 방식, Avemar의 암 임상실험 상황의 대해 설명한다.

현재 암 환자들은 자연식품을 보조 치료제로 사용하고 있으며, 암

치료 의료진이 그 사실을 알고 있을 수도 있고 모르고 있을 수도 있다. 이런 식품중에서 암과 같은 질병에 효능이 있는것은 어떤 것이고 효능이 없는것은 어떤것인지 아는것은 중요하다.

또한 자연식품의 작용 메커니즘을 특히 암 예방이나 치료와 관련하여 규명하는것도 꼭 필요한 일이다. 본 책의 목적은 그런 자연식품 중 하나인 발효 밀 배아 추출물(Avemar)을 암 환자들의 치료 요양 과정에서 사용하는 것을 검토하는 것이다.

Avemar는 여러가지 작용기전을 통해 항암효과를 발휘하지만, 이 식품에서 암 환자의 무수히 많은 생물학적 신체조직을 조절하는 많은 성분이 아직 규명되지 않았고 계속 연구중이다.

아베마르 연구회 편집실...

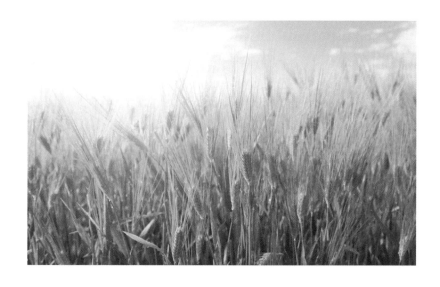

암세포 자살유도 신무기
밀·배·아·추·출·물

감수자의 글

　전 세계적으로 암의 발생률이 빠르게 증가하고 있습니다. 우리나라의 통계를 보더라도 최근 10년 사이에 빠른 속도로 증가하고 있는 추세이며 2010년도 통계자료에 의하면 드디어 "암 환자 100만 명 시대"에 도달하였으며, 매년 약 20만명 가량의 새로운 암 환자가 발생하고 있습니다.

　암을 비롯하여 고혈압, 당뇨, 고지혈증 등의 만성 퇴행성 질환들은 완치라는 개념보다는 병의 진행과 합병증 등의 증상을 조절한다는 개념으로 접근하여야 하며, 이보다 더 중요한 것은 발병 전에 예방을 위한 노력에 관심을 가져야 한다는 것입니다.

　현대의학이 눈부신 발전을 하였지만 이 또한 다른 과학의 분야와 마찬가지로 최근 몇 십 년간에 이루어진 일이며, 아직까지 암을 확실하게 제압 할 수 있는 효과적이며, 부작용이 없는 치료가 많지 않은 것이 안타까운 현실입니다.

　일차적인 치료로 선택하는 수술, 방사선 치료, 항암 약물치료 등은 공격적이고 침습적인 (Invasive) 치료로서 직접적으로 암세포를 제거(Excision) 또는 괴사(Necrosis) 시키는 치료이지만, 우리가 기대한 만큼의 치료 결과에 이르지 못할 뿐만 아니라 암세포보다 훨씬 많은 정상세포 역시 손상받는 합병증을 피할 수 없습니다.

　미국 암 학회의 발표에 따르면 항암제를 사용한 지난 40여 년간 전체적으로 암 환자의 치료에 항암 치료가 도움을 준 부분은 10% 정도에도 미치지 못한다는 보고가 있습니다.

　또한, 고혈압이나 당뇨병의 경우에 오랫동안 생존할 수 있는 이유중의 하나는 오랫동안 지속적으로 질병을 조절할 수 있는 치료제가 있기 때문입니다. 반면에 암의 치료에 있어서 수술, 방사선 치료, 항암치료 등 기존의 치료방법들은 오랫동안 사용할 수 없으며, 따라서 암의 조절 가능 기간 또한 상대적으로 짧을 수 밖에 없습니다. 수술과 방사선 치료는 예외적인 경우를 제외하면 한 부위의 치료에 단 한 번의 기회 밖에 적용할 수 없으며, 항암제 또한 부작용과 약제의 내성으로 인하여 몇 차례의 사용이 가능할 뿐입니다.

유럽의 많은 의료기관에서는 이러한 침습적인 치료 외에 부작용이 거의 없이 안전하게 지속적으로 치료할 수 있으며, 인체의 자연치유 능력을 증대 시킬수 있는 여러가지 치료를 시행하고 있습니다. 방사선 에너지 대신 초음파, 고주파, 레이저, 및 열 에너지 등을 이용한 치료, 세포독성(Cytotoxic Drug) 대신 면역 강화제(Immune stimulant), 인체 친화적인 기능성 식품 등은 그 좋은예라 할 수 있습니다.

우리나라와 미국과 같이 화학적 성분의 약제를 중요시 하는 나라들에서도 최근에는 점점 기존의 암 치료 방법외에 이와 같은 다양한 치료들에 관심이 많아지고 있습니다. 실제로 일부 국내 대형 병원들에서 조차 항암제 외에 다른 비침습적인 치료를 병행하는 경우가 늘어가고 있어서, 매우 다행스럽게 생각하고 있습니다.

이 책에서 소개되는 아베마르는 헝가리를 포함한 많은 유럽 국가들에서 이미 오래전 부터 암 환자용 의료제품으로 대학병원을 비롯한 많은 병원에서 처방되고 있습니다. 암 환자들을 진료하는 의사로서 오래전 부터 이 제품이 우리나라 환자들에게도 공급되기를 기다려 왔는데, 이번에 이렇게 좋은 기회가 열리고 제가 이 책의 감수를 하게 되어 개인적으로 매우 기쁘게 생각하고 있습니다. 책의 내용을 검토하는 과정에서 아베마르에 관한 여러 논문들을 살펴보게 되었고, 이렇게 많은 연구 자료에 의하여 검증된 제품이 국내에 소개되어서 앞으로 많은 환자들에게 도움이 될 것으로 확신합니다.

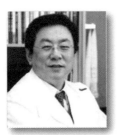

이 영 석 감수
좋은세상제암병원 대표원장

···약 력···

· 연세대학교 의과대학 졸업
· 차 의과대학교 내과학교실 외래교수
· 건국대학교 의학전문대학원 외래교수
· 대한 암학회 회원
· 미국 임상종양학회 회원(2012)
· 대한 온열암 치료연구회 창립회원

· 대한 비타민C암학회 회장
· 대한 약물영양학회 학술부회장
· 대한 정주의학회 고문
· 대한 제암거슨의학회 회장
· 좋은세상제암가족 대표원장

···저 서···

·암과 바타민C
·비타민C 항노화의 비밀

▪▪ 차례

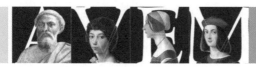

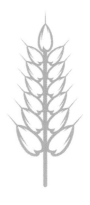

CONTENS

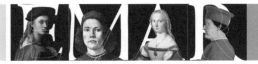

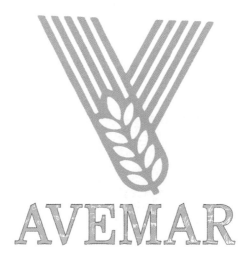

AVEMAR

Chapter *1*

아베마르 소개

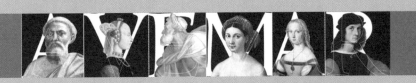

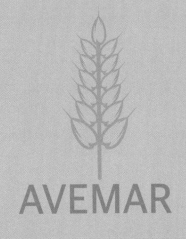

발효 밀배아 추출물 메톡시 · 벤조퀴논 아베마르

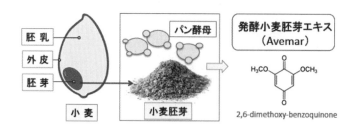

밀의 씨앗은 배젖, 선체, 배아로 나뉜다. 배아는 떡잎이나 작은 뿌리가 성장하는 부분이며, 세포의 성장에 필요한 다양한 생리 활성 물질이 포함되어있다. 빵 효모와 유산균 등으로 밀 배아를 발효 시키면 이러한 생리 활성 성분의 생체 이용 가능성이 높아진다. 발효 밀 배아에 포함 된 2,6- 디메 톡시 벤조퀴논에는 항암 작용이보고 되어있다.

밀 종자는 배유 (85 %), 외피 (13 %), 배아 (2%)의 세 부위로 나누어 집니다. 이 모두를 분말로 한 것이 "통밀"입니다.

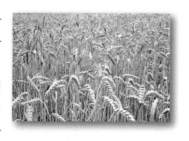

일반적으로 외피와 배아 부분은 제거 된 배유 부분만 밀가루에 사용됩니다. 외피와 배아를 제외한 것이 장기 저장과 맛이 좋기 때문입니다.

선체 부분은 "밀기울"라고 셀룰 로오스 등의 식이 섬유를 많이 포함하고 있습니다. 배젖에는 전분과 단백질 등의 영양소가 축적되어 있으며, 발아시 태아의 성장에 필요한 영양분을 공급하는 기능을 가지고 있습니다.

배아는 지방 · 단백질 · 각종 미네랄 · 비타민 등의 영양 성분이 풍부하게 포함되어 있습니다. 밀 배아(Wheat germ)은 영양분이 풍부하기 때문에 건강식품으로 이용되고 있습니다. 배아는 세포의 성장에 필요한 다양한 생리 활성

물질이 함유되어있어 항암 작용을 나타내는 성분이 발견되고 있습니다.

배젖은 전분과 단백질을 포함하고 외피 (밀기울)은 섬유질과 비타민 B 군과 미량 원소를 포함합니다. 배아는 지질, 단백질, 비타민, 미네랄, 항산화 성분 등 건강 증진에 도움이 되는 많은 영양성분을 포함합니다. 배아에는 생리 활성 성분도 많이 포함됩니다.

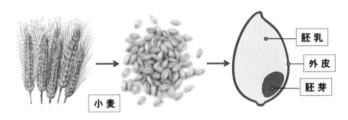

밀의 씨앗은 배젖, 선체, 배아로 나뉜다.

밀 배아의 항암 성분으로 알려진 메톡시 · 벤조퀴논류는 당이 결합하고 있기 때문에 소화관에서의 흡수가 나쁘고, 그 건강 효과를 충분히 사용할 수 없습니다.

효모 (빵 효모)와 유산균으로 밀 배아를 발효 시키면 당이 결합한 성분으로 당이 빠져 소화관에서의 흡수와 생리 활성이 높아지는 것으로 알려져 있습니다. 천연 상태의 밀 배아에 포함 된 무료 2- 메 톡시 벤조 퀴논 (2-methoxy benzoquinone)과 2,6- 디메 톡시 벤조 퀴논 (2,6-dimethoxybenzoquinone) 양은 발효시킴으로써 10배 이상 늘렸습니다.

발효 밀 배아 추출물 메톡시 · 벤조 퀴논 아베마르

2- 메톡시 벤조퀴논 및 2,6- 디메 톡시 벤조퀴논이 항암 작용을 가지는 것이라면 이를 정제 한 것을 항암제로 사용한다는 것이 서양 의학의 요소 환원적인 사고방식 입니다.

암세포 자살유도 신무기
밀·배·아·추·출·물

빵 효모를 이용한 발효 밀 배아 추출물의 Avemar

 발효 밀 배아 추출물 (Fermented Wheat Germ Extract)를 주성분으로한 제품이 AVEMAR(아베마르)의 상품명 (등록 상표)의 영양 보조식품으로서 전 세계적으로 판매되고 있습니다.

 이 발효 밀 배아 추출물은 밀 배아를 Saccharomyces cerevisiae는 효모 (빵효모)에서 발효하고 발효물의 여과액을 동결 건조 (Freeze dry) 법으로 건조하고 분말로 한 것입니다.

 건강작용에 관한 기초연구 및 임상시험이 광범위하게 이루어 수준 높은 학술논문이 다수 발표되고 있습니다. 캘리포니아 애너하임 (Anaheim California)에서 개최 된 2006년 건강식품 박람회에서 약 15,000 종의 자연식품 중에서 올해의 제품에 선정되어 있습니다.

 발효 밀 배아 추출물의 항암 작용에 먼저 깨달은 것은 비타민 C의 발견 등으로 1937년 노벨 생리 의학상을 수상한 헝가리 출신 (1947년에 미국에 이주) 생리학자의 얼베르트 센트 죄르지(Albert Szent-Gyorgyi, 1893-1986)입니다.

 센트 죄르지는 근육의 수축 연구에서도 유명하지만, 1950년대 말부터는 암 연구를 적극적으로 실시 하였습니다. 지금은 상식이 되어 자유 라디칼과 발암의 관련을 처음 지적한 센트 죄르지 입니다.

센트 죄르지는 암 세포가 비정상적으로 증식하는 메커니즘에 주목하여 암세포의 증식을 억제하는 물질이나 촉진하는 물질의 연구를 수행하였습니다. 1960년대에 아내와 딸을 암으로 잃은 후 암 치료제 개발에 주력 하였습니다.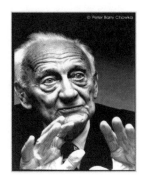

센트 죄르지 암 연구를 하고 있었을 무렵 (1960 년대 이후)는 강한 독성을 가진 화합물을 사용하여 암세포를 사멸하는 치료법이 주류를 이루고 있었습니다. 그러나 센트 죄르지는 그런 항암제 치료의 생각에 반대하고 더 안전한 치료법의 개발을 목표로 했습니다.

암세포를 직접 죽이는 것이 아니라 암세포의 대사 이상으로 주목하고 증식을 억제하는 방법을 찾는 것을 목표로 했습니다.

그런 연구에서, 밀 배아에 포함 된 퀴논 종류가 암세포의 증식을 억제하는 작용이 있는 것을 발견, 효모로 발효시켜 항암 활성이 높아지는 것을 발견했습니다.

그러나, 그당시의 암 연구 영역에서는 '암은 어떤 비용을 치르더 라도 말살해야한다' 는 생각이 주류 "암세포를 사멸시키는 세포독을 찾아 항암제로 하는것" 과 이연구가 중요하다고 생각하고 있었기 때문에, 센트 죄르지가 제창하는 "암세포와 협상" 접근 방식은 주목되지 않고, 1986년에 93세 사망으로 이 연구는 점차 잊혀져 갔습니다.

이후, 헝가리는 제2차대전 후 소련에 점령되어 냉전체제 속에서 동쪽의 공산권에 속해 있었지만 1980년대 소련의 페레스트로이카 1989년 베를린 장벽 붕괴에 이어 1989년 가을에 헝가리도 공산주의가 붕괴했습니다. 동서 냉전이 풀려 의학 분야에서도 동서의 벽이 없어지고, 헝가리에서도 자유로운 연구가 가능하게 되었습니다.

그런 사회 상황에서 미국에서 사망한 센트 죄르지의 기초 연구가 그의 조국 헝가리 화학자 마테 히드베기 박사(Dr. Mate Hidvegi)에게 발탁되어 발효 밀 배아 추출물의 항암 작용 연구가 다시 재개됩니다.

그러나 히드베기 연구도 연구비의 막대한 비용으로 중단할 수 밖에 없는 상황에 있었습니다. 신앙심이 두터운 가톨릭 히드베기는 성모 마리아에 간절한 기도로 도움을 빕니다. 그러자 기적 같은 일이 일어나 다음날 그의 연구에 자금을 제공하는 사람이 나타났습니다.

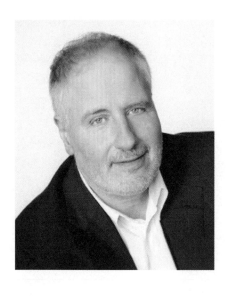

그 자금을 사용하여 연구를 계속, 마침내 빵 효모를 이용한 발효 밀 배아 추출물의 제조 방법의 특허 제품을 개발했습니다. 그래서 마리아에게 감사의 뜻을 담아 그 제품에 Avemar (Ave Maria) 라는 이름을 붙인 것입니다. (Ave 감사한다는 의미에서 'Ave Maria'는 '성모 마리아에게 감사한다'는 의미) 이 같은 경위로 발효 밀 배아 추출물(Avemar)가 세상에 나오게 된 것입니다.

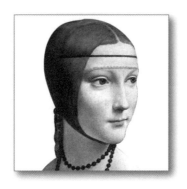

AVEMAR
RESEARCH PROJECT

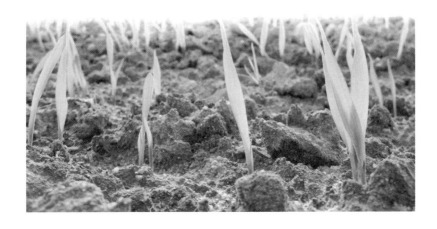

암세포 자살유도 신무기
밀·배·아·추·출·물

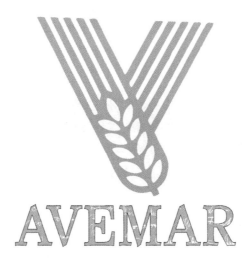

Chapter 2

아베마르(AVEMAR)의 효과 및 약물 상호작용

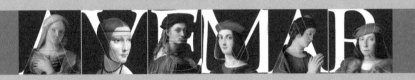

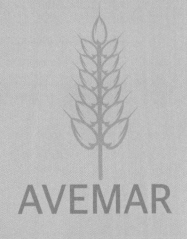

AVEMAR

아베마르(AVEMAR)의 효과 및 약물 상호작용

◆ 암의 예방 및 암성 및 전암성 병변의 예방
Prevent the development of cancerous and precancerous lesions.

◆ 전이성 암의 발병률 및 전반적인 수를 줄임
Reduce the incidence and overall number of metastatic cancers.

◆ 암환자들의 전반적인 생존기간을 연장해 주고 암의 전이 및 진행을 방지
Improve overall survival, metastases-free survival and progression-free survival of cancer sufferers.

◆ 수술, 방사선과 항암요법 후의 암의 재발을 막아 그 기간을 연장
Lengthen and even cease the time to cancer recurrence following surgery, radiation and chemotherapy.

◆ 수술, 방사선치료, 및 항암요법 치료의 내약성을 향상
Improve tolerance for surgeries, chemotherapy and radiotherapy.

◆ 화학요법의 항암 효과를 향상시키고 방해하지 않음
Enhance and not interfere with the anticancer effects of chemotherapies.

◆ 수술, 방사선 및 화학요법의 면역 억제 효과의 심각성을 감소
Decrease the severity of the immune suppressive effects of surgery, radiation and chemotherapy.

◆ 면역 억제 부작용을 예방하여 항암 치료법의 적용 가능성을 확대
Expand the applicability of anticancer therapies by preventing Immuno-suppressive side-effects.

◆ 화학요법의 부작용을 감소시키지 않고 모든 세포 독성 제제와 상승작용을 하는 작용을 감소
Decreases the side effects of chemotherapy and works synergistically with all cytotoxic agents without compromising their efficacy.

◆ 초기 암 환자와 말기 암 환자의 삶의 질과 신체 상태를 향상시킴
피로감이 적고, 통증과 우울증, 식욕 증가로 체중을 늘리는데 도움
Enhance the quality of life and physical condition of early and late stage cancer patients - less fatigue, pain and depression, and an increase in appetite which helps patients gain lost weight.

◆ 면역 억제 치료 후에 정상적인 면역 기능의 회복을 가속화
Speed up the recovery of normal immune functions following Immuno-suppressive therapies.

◆ Th1 (세포 성) 면역 기능을 조절하고 Th2 (체액 성) 면역 기능을 억제
Up regulate Th1(cellular) immune function, while inhibiting Th2(humoral)immune function.

◆ 류마티스성 관절염, 전신 홍반성 루푸스 (SLE) 및 Th1 면역 반응보다 Th2의 우세와 관련된 다른 자가면역 질환의 염증반응과 그증상을 줄여줌
Reduce inflammation and symptoms of Rheumatoid arthritis, systemic lupus erythematosus(SLE) and other autoimmune diseases associated with the predominance of Th2 over Th1 immune response.

AVEMAR

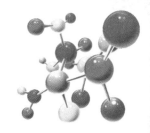

◆ 적혈구를 생성하는 골수의 능력을 복원
　 Restore the bone marrow's ability to produce red blood cells.

◆ 면역조절 기능을 가능하게 함
　 Provide immune-regulating capabilities.

◆ 자가면역 질환에서는 면역 억제성이고 악성 종양에서는 면역 체계를 자극
　 In autoimmune diseases it is immunosuppressive and in malignancies it stimulates the system.

◆ 유방암 치료를 위한 대안 / 보완적 암 치료법, 결장암치료,
　 흑색종 암 치료, 백혈병 암 치료
　 Can be an alternative/ Complementary Cancer Treatment for Breast Cancer Treatment, Colon Cancer
　 Treatment, Melanoma Cancer Treatment, leukaemia cancer treatment.

◆ 기회감염 및 패혈증을 예방
　 Prevent opportunistic infection and sepsis.

◆ 암과 관련된 악액질(cachexia)예방
　 Prevent cancer related cachexia

◆ 암 세포 증식 예방
　 Prevent cancer cell proliferation.

◆ 암세포의 운동성을 억제
　 Inhibit cancer cell motility.

◆ 암세포 아포토시스 자극 [프로그램 된 세포사]
　 Stimulate cancer cell apoptosis [programmed cell death]

◆ NK 세포가 암세포와 다른 표적 세포를 동정하고 죽이는 능력을 향상
　 감염된 세포에서의 MHC-I 분자의 제시
　 Enhance the ability of NK cells to identify and kill cancerous and other target cells by down regulating
　 the presentation of MHC-I molecules on infected cells.

◆ 대식세포에 의한 TNF-α의 생성을 자극
　 Stimulate the production of TNF-alpha by macrophages.

◆ ICAM-A 분자를 상향 조절함으로써 면역계 세포의 종양 침입 가능성을 향상시킴
　 미세혈관, 내피세포
　 Enhance the tumor invasive potential of immune system cells by up regulating ICAM-A molecules in
　 micro-vascular endothelial cells.

◆ 자가면역 치료법
　 Act as an Autoimmune Treatment.

암 예방 효과

정상인 에게도 하루에 3,000~6,000개 정도의 암세포가 발생하나 대부분 면역작용에 의해 사라지지만 면역 기능이 떨어질 경우, 암세포가 발생하게 됩니다. 아베마르가 암환자가 아닌 사람에게도 면역체계를 개선 한다는 사실을 부다페스트의 안나툴파박사 연구팀에 의해서도 증명 되었습니다. 아베마르의 Apoptosis작용, PARP효과, TNF -α, MHC 클래스 I의 하향조정 작용을 통한 I - CAM I단백질 합성의 증가, Transketolase 차단작용의 구조에 직접적으로 작용하지만 아베마르는 간접적으로 같은 효과를 보였습니다. 또한 정상세포에는 아무런 영향을 주지 않으며 종양세포가 성장하는 것을 방지하고 사전에 예방시키는 중요한 화학물질 예방 능력을 갖습니다.

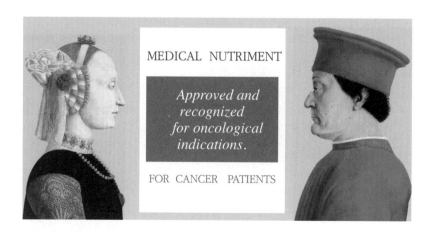

SCIENCE
FOCUSES
ON LIFE
ITSELF. ◆

AVEMAR®
RESEARCH PROGRAM

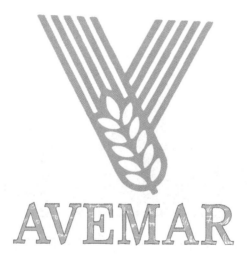

AVEMAR

Chapter 3

아베마르 임상 효과

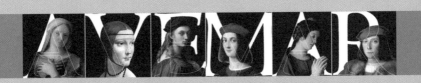

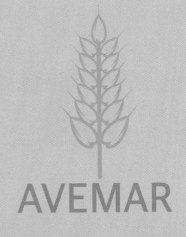

AVEMAR

다양한 암에 대한 '아베마르'의 효과

아베마르를 대장암, 직장암 환자의 수술과 종양 치료에 보조적으로 사용했을 때 질환의 진행이 현저하게 저하되었다. 더 나아가 간혹은 폐로의 전이가 현저하게 줄어들고 생존율이 뚜렷이 증가되었다.

아베마르는 암의 진행(재발,전이,사망)을 약 70%까지 감소시켰으며, 이런 데이터는 수년간 치료받은 수백 명의 환자들의 사례에서 얻은 것이다.

위험한 3기 흑색종에서 근치적 수술과 화학요법에 보조 치료제로 아베마르를 사용했을 때 폐와 뇌 그리고 임파절로 전이를 모두 다 현저하게 저하 시켰다.

삶의 질적 연구(암의 연구와 치료에 대한 유럽협회, 브뤼셀, QLQ)가 폐의 소세포암과 선암에 대해 이루어졌는데, 아베마르의 사용후 건강 상태가 현저하게 호전 했으며 피로감 또한 현저하게 감소했다.[19]

2기와 3기의 구강암 그리고 국소화된 구강암 4기(T4N0M0)에서 아베마르가 수술과 항암요법에 보조제로 사용했을 때 이 질환의 진행도 현저하게 저하 시켰다.

소아 고형암 1기, 2기에 아베마르를 사용한 결과 발열성 호중구 감소증의 발생이 현저하게 줄었고, 많은 용량의 화학요법의 치명적인 부작용도 현저하게 줄었다.

결론적으로, 아베마르의 작용기전은 현재 사용하고 있는 다른 항암제와는 상당히 다르기 때문에 아베마르는 암 치료에 보조적으로 사용하는 것이 적당하다. 아베마르는 다른 현대의학적인 치료에서 더 이상 기대할 수 없을 만큼 질병이 진행된 경우에 사용해도 다양한 항암 효과를 기대할 수 있다. 아베마르의 특

....

19 Hidvégi M., Moldvay J., Lapis K., Ajkay Z.,'Fermented wheat germ-based product improves quality of life for lung cancer patients.' Medicus Anonymus/Pulmono 11(S1):13~14,2003.

수한 대사적 효과는 암 환자의 체중이 감소하는 것을 저지하고 전이를 늦추거나 정지시키며, 육체적 운동 능력과 면역 상태를 호전시키고 다른 항암 치료의 부작용을 경감시킨다.

아베마르를 권장량 사용했을 때 몸의 부담을 주지 않고도 위와 같은 효과가 모두 나타났다.

이런 점들은 암의 보조치료에 있어 새로운 전망을 열어 준다.

·독성이 전혀 없는 제품이다.

·부작용이 적고 경미하다.

요약하면 아베마르는 수술, 화학요법, 방사선 치료, 호르몬 치료, 면역 치료, 생물학적 치료 등 일반적인 항암 치료제의 대체적인 치료법은 아니다. 그러나 그 어느 것도 아베마르를 대신할 수는 없다. 그것은 아베마르의 작용기전이 특수할 뿐 아니라 보조적인 사용으로 임상에서 좋은 결과를 얻을 수 있기 때문이다(에스트로겐 수용체 양성 유방암에서와 같이).[20]

질병이 완치 할 때까지 아베마르를 중단하지 않고 꾸준히 계속 사용할 것을 권장한다.

20 Tompa A., Kocsis Zs., Marcsek Z., Jakab M., Szende B., Hidvégi M., Chemoprevention with tamoxifen and Avemar by inducing apoptosis on MCF-7 (ER+) breast cancer cells.! 2nd Congress of the World Society of Breast Health, Budapest, Hungary, 24~28 June 2003.

1) 발열성 호중구 감소증

<소아암 환자의 화학요법이 발열성 호중구 감소증을 일으키는
빈도에 영향을 미치는 아베마르 효과>

- 연구센터 : 부다페스트 제멜바이스 대학 제2소아과
- 책임자 : Prof. György Fekete M.D.
- 연구 형태 : 개방성, 전향적 조절된 형태
- 연구 목적 : 아베마르가 소아암 환자에게 화학요법 시 야기되는 발열성 호중
  구 감소증의 빈도에 미치는 영향
- 환자 수 : 22명 (11명씩 두 그룹으로 구분)
- 배치적 측면 : 조직학적 종양 타입, 진단과 등록 사이의 시간이 비슷한정도,
  나이, 성별, 암의 병기
- 추적 기간 : 36개월

<결론>
　아베마르는 고형암으로 인해 화학요법을 통해 집중적으로 치료를 받고 있는
소아 환자에게 있어 발열성 호중구 감소증이 발생할 가능성을 상당히 예방하였
다. 상대적 위험도의 감소(RRR)는 43%였다. 아베마르는 집중적인 화학요법 치
료를 받는 소아에게 권장한다.

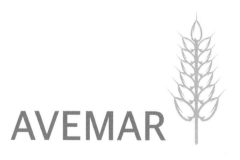

AVEMAR

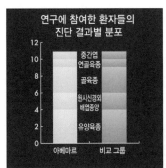

연구에 참여한 환자들의
진단 결과별 분포

중간엽
연골육종
골육종
원시신경외
배엽종양
유양육종

아베마르   비교 그룹

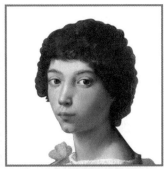

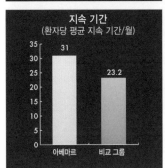

지속 기간
(환자당 평균 지속 기간/월)

31
23.2

아베마르   비교 그룹

전체 화학 요법 실시 횟수

121
106

아베마르   비교 그룹
NS를 다르게 함

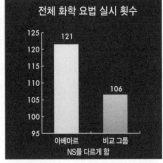

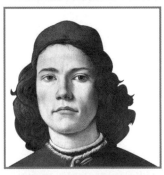

환자당 평균 화학 요법 실시 횟수

11
9.6

아베마르   비교 그룹
NS를 다르게 함

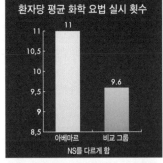

발열성 호중성 백혈구 감소증이
발병한 횟수

30
46

아베마르   비교 그룹

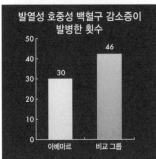

발열성 호중성 백혈구 감소증의
발병 빈도 (화학 요법을 실시한 횟수와 비교하였을때)

30
43.4

아베마르   비교 그룹
멘텔-하엔젤(Mantel-Haenszel)테스트 p<0.01

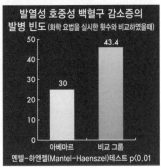

2) 삶의 질

<아베마르 장기 사용에 따른 유방암 환자의 삶의 질의 변화>

- 연구센터 : 헝가리 세게드 대학 외과
- 책임자 : Prof. Ádám Balogh, M.D.
- 연구 형태 : 개방성
- 이용 방법 : EORTC QLQ-C 30설문
- 연구 목적 : 삶의 질에 영향을 미치는 아베마르 효과 측정
- 환자 수 : 55명
- 추적 기간 : 32.2개월

<결론>

아베마르 치료를 3년간 지속하였을 때 유방암 환자의 삶의 질은 이전보다 호전되었다.

MCF7 (ER+) 유방암 세포에서 밀배아 추출물 병행 투여가 타목시펜 (Tamoxifen) 의 효능을 증가시켰다. 이 실험에서 사용된 항암제는 타목시펜 (Tamoxifen) (0.5 mg/kg), 엑젬스탄 (Examestane) (10 mg/kg), 아나스트로졸 (Anastrasol) (5 mg/kg),아베마르 투약량(3.0 g/kg)등을 단일 치료제로 사용한 것과 아베마르와 함께 투약한 것을 비교하였다.

네가지 단독 치료제 중에서 아베마르가 가장 좋은 결과가 나타났다.(50%억제) 아베마르는 엑젬스탄과 함께 사용했을때 종양 성장억제가 대상군에 비해 60.4%로 증가하였다.

기타 치료제는 아베마르 단독치료의 효과를 능가하지 못했다.

아베마르(50%), 엑젬스탄(26%), 아나스트라졸(25%),타목시펜(42%)

결과 요약 분석

이처럼 아베마르의 병행 투여로 유방암 호르몬 치료의 성과를 높이는 효과가 보고되었다. 이상과 같이 병원의 표준치료와 병행 투여로 부작용을 감소하고 항 종양 효과와 면역증강을 발휘한 수많은 임상시험에서 보고 되고있다.

환자는 다음 사항에서 상당한 호전을 보였다.
- 육체적 운동 능력($p < 0.05$)
- 감정적 능력($p < 0.001$)
- 전반적인 건강 상태($p < 0.01$)

반면, 다음의 변수는 상당히 감소하였다.
- 피곤함($p < 0.01$)
- 메스꺼움과 구토의 빈도($p < 0.01$)
- 불면증($p < 0.01$)

다음의 변수는 상당히 감소되었지만, EORTC QLQ-C 30설문에서는 보이지 않았다.
- 머리카락 감소($p < 0.01$)
- 항 구토제 이용($p < 0.01$)
- 신경 안정제 이용($p < 0.05$)

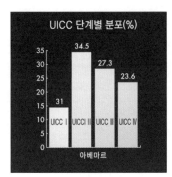

UICC 단계별 분포(%)

아베마르

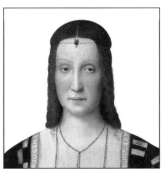

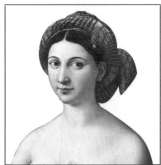

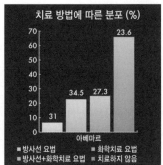

치료 방법에 따른 분포 (%)

아베마르

■ 방사선 요법 ■ 화학치료 요법
■ 방사선+화학치료 요법 ■ 치료하지 않음

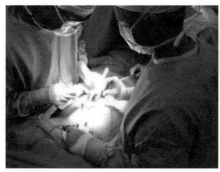

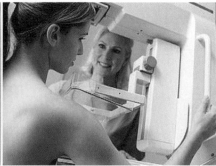

3) 구강암

<구강의 악성 질환에 보조적 치료제로서 아베마르의 효과>

- 연구센터 : 부다페스트 제멜바이스 대학 치과병원 구강의학과
- 책임자 : Prof. György Szabó, M.D.
- 연구 목적 : 구강의 악성 질환 치료에 미치는 아베마르의 효과 연구
- 환자 수 : 43명
- 환자의 UICC 병기 : 2기, 3기, 국소적4기
- 추적 기간 : 12개월
- 연구 중 진행성 사건의 기준 : 1.죽음 2.새로운 재발 3.새로운 전이

<결론>

표준 항암 치료와 병행하여 보조적 치료제로서 아베마르를 지속적으로 사용하였을 때 질병의 진행을 막는 효과가 나타났다. 구강의 2기와 3기 그리고 국소화된 4기(T4N0M0)암에서 아베마르를 수술과 항암 보조로 사용 했을때 이 질환의 진행을 현저하게 저지 시켰다.[21]

43명의 구강암 환자를 대상으로 한 1년간의 무작위 시험에서는 21례는 수술만으로, 23례는 수술과 아베마르 섭취를 함께했다.

아베마르를 섭취한 그룹에서는 암의 진행이 85% 감소, 수술만 받은 그룹에서는 57% 의 환자가 국소 재발 한 반면, 아베마르를 섭취한 그룹에서는 재발율은 4.5%로 나타났다. 아베마르를 섭취하면 구토나 권태감, 체중감소와 면역저하 등의 부작용을 줄일수 있었다.

....

21 Ujpál M., Fülöp E.,Hidvégi M., Paksy A., Szabó Gy.,'Avemar:evident supportive effecct in oral cancer.'(Submitted for publication).

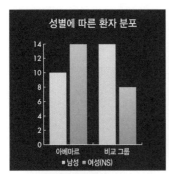

성별에 따른 환자 분포

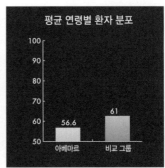

평균 연령별 환자 분포

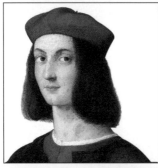

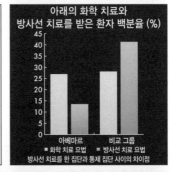

아래의 화학 치료와 방사선 치료를 받은 환자 백분율 (%)

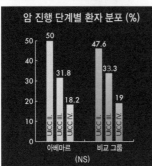

암 진행 단계별 환자 분포 (%)

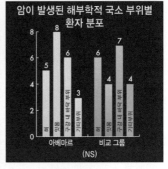

암이 발생된 해부학적 국소 부위별 환자 분포

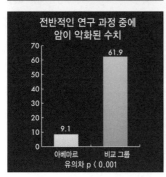

전반적인 연구 과정 중에 암이 악화된 수치

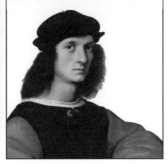

4) 피부 흑색종

<피부의 악성 흑색종에 보조적 치료제로서 아베마르의 효과>

- 연구센터 : 모스크바 N.N. Blokhin 암 센터
- 책임자 : Prof. Lev V. Demidov M.D.
- 연구 형태 : 무작위, 개방성, 전향적, 조절된 형태
- 연구 목적 : 악성 흑색종에서 아베마르의 효과를 입증하는 것
- 환자 수 : 56명
- 환자의 UICC병기 : 3기
- 추적 기간 : 12개월
- 사용된 세포 증식 억제제 : 다카바진 Dacarbazine
- 연구 중 진행성 사건들의 기준   ①주 종양의 재발
　　　　　　　　　　　　　　　②임파절 전이의 재발
　　　　　　　　　　　　　　　③임파계의 새로운 전이 출현
　　　　　　　　　　　　　　　④원격 전이의 출현
　　　　　　　　　　　　　　　⑤다른 장기로의 전이 출현

<결론>

대조 그룹과 비교했을 때 아베마르를 복용한 환자는 전이와 억제 기간이 현저한 증가를 보였다. 대조 그룹에 비해 다른 장기뿐 아니라 임파절로 전이한 수가 아베마르를 복용한 그룹에서 현저하게 낮았다.

요약 하자면, 보조제로 아베마르를 복용한 그룹은 암 진행의 위험도가 52% 까지 감소했다. 이 연구는 악성 흑색종에 아베마르를 보조적으로 사용한 중요한 결과를 입증해 주고 있다.

재발의 위험이 높은 스테이지 III의 악성 흑색종 환자 46례를 대상으로 한 무작

위 비교 시험에서는 수술과 항암제 치료만 받은 그룹과 수술과 항암제 치료와 아베마르 1일 9g을 병행 투여한 그룹을 비교한 임상 시험이 진행 되었다.

아베마르를 복용한 군과 복용하지 않은 군에 비해 진행 (progression)의 위험이 약 50%나 감소했다고 보고되었다.

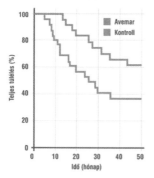

Kaplan-Meier becslés a kumulatív teljes túlélésre III-as stádiumú melanomás betegekben.
Log-rank teszt: chí-négyzet [1] = 4,72; p = 0,0298.

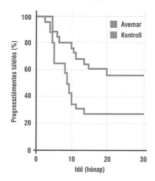

Kaplan-Meier becslés a kumulatív progressziómentes túlélésre III-as stádiumú melanomás betegekben.
Log-rank teszt: chi-négyzet [1] = 6,08; p = 0,0137.

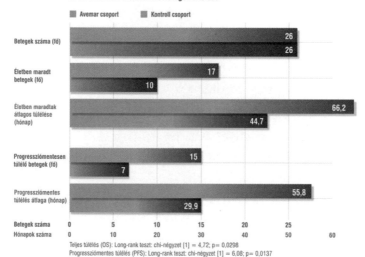

III-as stádiumú melanomás betegek túlélése

Teljes túlélés (OS): Long-rank teszt: chi-négyzet [1] = 4,72; p= 0,0298
Progressziómentes túlélés (PFS): Long-rank teszt: chi-négyzet [1] = 6,08; p= 0,0137

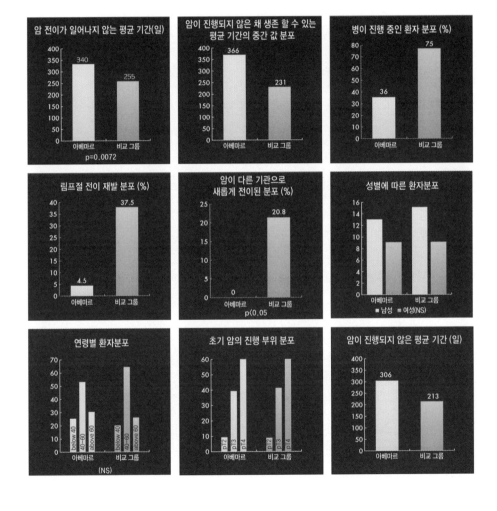

5) 대장암

<대장암에 보조적 치료제로서의 아베마르>

- 연구센터 : 부다페스트 우즈소키 훈련병원 외과,
  혈관외과 책임자: Prof. Ferenc Jakab, M.D.
  세게드 대학 외과, Prof. Ádám Balogh, M.D.
  대브레첸 대학 제2외과, Prof. Péter Sápy, M.D.
- 연구 형태 : 개방성, 전향적인, 조절된, 코호트 연구
- 연구 목적 : 대장직장암 환자 치료에 있어 아베마르 효과의 연구
- 종료 시점 : 암세포의 진행이 없고 전반적인 생존
- 환자 수 : 170명
- 추적 기간 : 18.3개월

이 연구의 시작 전에는 전반적인 예후가 아베마르를 복용한 그룹이 대조 그룹보다 상당히 나빴다.

- 진행과 관련된 사건들 : ①종양 크기가 최소 25% 성장
  ②새로운 종양 변소의 발현
  ③사망

<결론>

대장직장암에 수술, 방사선 요법 그리고 화학요법과 병행해서 아베마르를 사용한 결과, 전이와 억제가 현저히 저하 되었고, 생존율이 현저하게 증가했다.

수술 및 화학요법을 받은 170명의 대장암 환자를 대상으로 한 임상 시험에서는 수술과 화학요법만의 그룹에서는 17%의 환자가 재발한 반면, 수술+화학요법+아베마르(1일,9g)를 복용한 그룹에서는 재발한것은 3% 뿐이었다.

아베마르를 병용한 그룹에서는 재발률은 82%감소, 전이가 67% 감소, 사망이 62% 감소했다.

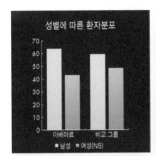

성별에 따른 환자분포

■ 남성　■ 여성(NS)

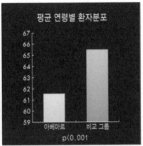

평균 연령별 환자분포

p⟨0.001

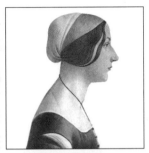

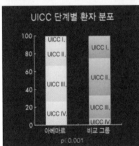

UICC 단계별 환자 분포

p⟨0.001

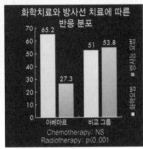

화학치료와 방사선 치료에 따른 반응 분포

Chemotherapy: NS
Radiotherapy: p⟨0.001

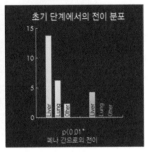

초기 단계에서의 전이 분포

p⟨0.01*
폐나 간으로의 전이

(발효 밀배아 추출물 사용집단 대(對) 통제집단) :
재발률 3.0% 대(對)17.3% (p ⟨0.01).

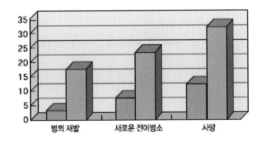

□ 아베마르
□ 비교군

[병의 재발,%: 3.0/아베마르17.3/대조군(P⟨0.01)//
새로운 전이요소, %:7.6/아베마 르, 23.1/대조군(P⟨0.01)//
사망,%:12.1/아베마르,31.7/대조군(P⟨0.01)]

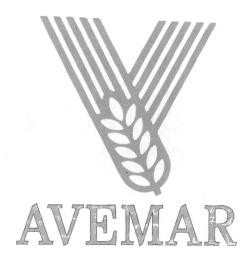

AVEMAR

Chapter 4

세계 암학회에 발표된
아베마르 임상요약 및 저널

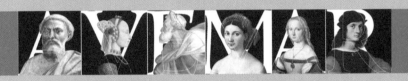

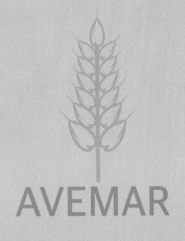

AVEMAR

avemar Journals

18th UICC International Cancer Congress	2nd Congress of the World Society for Breast Health	Acta Microbiologica et Immunologica Hungarica	Alternative Therapies	Alternatives for the Health Conscious Individual
		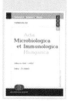		
Annals of the New York Academy of Sciences	Anti-aging medical news	Anticancer Research	Autoimmunity Reviews	British Journal of Cancer
Cancer Biotherapy & Radiopharmaceuticals	Cancer Letters	Carcinogenesis	Clinical and Experimental Rheumatology	Drug Discovery Today
		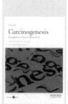	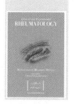	
European Journal of Cancer Supplements	Evidence-based Complementary and Alternative Medicine	Experimental Biology and Medicine	Health Sciences Institute	Hepato-Gastroenterology
		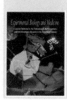		

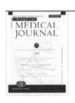

International Journal of Oncology

International Journal of Toxicology

Journal of Cancer Research Updates

Journal of Clinical Oncology

Journal of Experimental and Clinical Cancer Research

Journal of Pediatric Hematology/Oncology

Journal of the International Society for Advanced Cytometry

Konventionelle und komplementäre Therapie

Lupus

Medicus Universalis

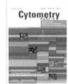

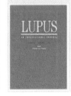

Mediterranean Journal of Nutrition and Metabolism

Nögyógyászati Onkológia

Nutrition and Cancer

Nutrition Journal

Oncology reports

Pancreas

PHD Tudományos Napok 2012 (Semmelweis Egyetem)

Pulmono

The Journal of Biological Chemistry

Townsend Letter

암환자들이 자신의 암 치료팀과의 상의 여부를 떠나서, 자연식품을 보조제로 사용하고 있다. 어떠한 제품들이 암과 같은 질병에 효능이 있고 어떤 제품들이 효과가 없는지 아는 것은 중요하다. 자연식품이 기능하는 메커니즘을, 특별히 암 예방 혹은 암 치료와 연관 지어서 정의하는 것

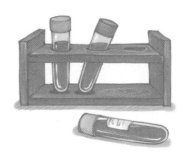

또한 필수적이다. 본 논문의 목적은 암환자들의 치료법에서 자연식품인 발효 밀배아 추출물(아베마르)의 사용을 검토하는 것이다.

아베마르는 특허공정을 통해 발효 밀배아로부터 농축되고 추출되며, 세포, 동물, 인체 임상 연구에서 강한 항암작용 및 면역체계 조절작용이 있음이 밝혀졌다. 출판된 상세한 연구는 아베마르 자체를 약물로 사용하거나, 전통 암치료법의 보조약으로서 사용하는 것을 지지한다.

아베마르는 유방암, 전립선암, 폐암, 췌장암, 림프종암, 백혈병을 포함하는 검사된 모든 암세포계에서 효과적인 것으로 증명되었다. 아베마르는 동물실험에서 암 예방의 특성과 항 전이적 특성을 모두 가진 것으로 드러났고, 제1기 대장암, 흑색종 3기, 구강암 3, 4기에서 통제된 인체 실험에서 매우 중요한 치료효과를 보여주었다.

아베마르(AVEMAR) 연구 프로그램은 많은 정부기관에 의해 투자 되었으며, 그 기관은 다음과 같다.

헝가리 교육부, 헝가리 생물공학부 , 헝가리OTKA(과학연구소), 스페인 보건부, 스페인 기술과학부 미국의 UCLA 종합임상연구센터, 임상영양연구단 유럽연합의 Inco-Copernicus, 북대서양 조약기구 과학프로그램

아베마르 임상입증

영국 네이쳐(Nature), 미국 생화학 및 분자 생물학회가 발간하는 국제 저명학술지인 '생물화학회지(Journal of Biological Chemistry)', 미국 뉴욕 과학 아카데미 연보(Annals of the NewYork Academy of sciences)와 기타 세계적인 국제 의학저널에서 소개 및 검토되었으며, 그 규모는 150편 이상의 논문으로 간행되었다.

임상에 참가한 의료기관은 영국 암학회, 유럽 암학회, 미국 종양학회 등 많은 기관에서 임상을 했으며, 몇 개의 나라만 언급하면 헝가리, 이스라엘, 스페인, 이탈리아, 러시아, 미국등에서 지금까지 2,000명 이상의 환자 임상실험에 동원되었다.

또한 현재 200명 이상의 세계의 과학자 의사들에게서 지속적으로 연구 개발되고 있다.

아베마르 특허 상황

아베마르가 발명된 헝가리(특허PCT/HU 98/00077와) 체코 그리고 불가리아에서는 아베마르는 암 환자 치료를 위한 "의약품"(2002. 7. 1일 등록)으로 분류된다.

미국(특허USP6,355,474), 이탈리아, 오스트리아, 스위스(유럽연합 특허 EP98940433.5), 슬로바키아, 이스라엘, 사이프러스, 대만, 일본, 홍콩에서는 건강기능식품으로 등록되어있다. 한국(특허10-2000-7001459)

아베마르 안전성

헝가리 GMP시설을 통해 만들어 졌으며, 발효작용에 의해 가공된 자연 산물이다. WHO(세계보건기구)의 안전성 시험 관리기준(GLP)의 독성 시험에서 무독성으로 중요한 부작용이 없이 안전하다는 평가를 받았다.

모든 임상자료의 출처는 헝가리 www.avemar.com

http://research.avemar.com 발췌 하였으며 지면상 방대한 자료를 올릴 수 없어 일부 표지 및 결론 부분을 편집 하였다.

더 자세한 내용과 원본 파일을 찾고자 하면 www.avemar.com을 방문 검색 하여야 한다.

의료전문가 Avemar 문의 및 검색

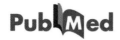

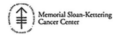

헝가리의 명약

아 · 베 · 마 · 르

암(癌)세포 자살유도 新무기 밀배아추출물

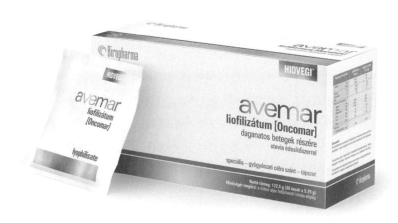

1) 아베마르는 미래 암치료에 있어서 위대한 가치를 갖는다

nature International weekly journal science

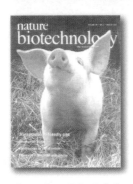

Nature Biotechnology
Volume 20-No3-March 2002

　미국의 〈사이언스 ,science〉지와 함께 세계 과학 저널의 쌍두마차로 불리는 〈네이처〉지는 물리학·의학·생물학 등 과학 전반을 다루며, 매년 1,000편 안팎의 논문을 게재하는 권위 있는 과학 잡지다. 논문은 다른 전문 학술지에서 호평을 받거나 저명 과학자의 검증을 거친 뒤에야 게재될 정도로 심의 과정이 엄격해, 자신의 논문이 실리는것 만으로도 명예로 여길 만큼 이 잡지에 논문을 게재하기 위한 과학자들의 경쟁도 치열하다.

　네이처(2002pp.243~249) -약물 개발과 질환의 대사 제어분석 본문 내용중 … (중략)

　자연적,합성적 종양 성장 억제 인자의 다른 예로 제니스테인(Genistein)과 아베마르(Avemar)를 들수 있는데, 그들의 **항증식 작용의 중심 메카니즘은 핵산 합성을 위한 포도당 이용을 강하게 억제하는 것이다 . 비산화 리보오스 합성이 대부분의 종양 타입에 독특하기 때문에 포도당 이용과 새로운 핵산 합성을 위한 비산화 동화작용의 포도당 이용의 두 경우에서 모두 높은 제어 계수를 가진 효소 억제 인자는 미래 암 치료 계획에 위대한 가치를 가진다.**

INNOVISION
COMMUNICATIONS

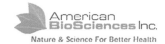

American
BioSciences Inc.
Nature & Science For Better Health

CME
Release date: 2007
(continuing medical education)

암 치료에서 활용되는 의료 식품의 효용

Gary L. Johanning 박사와 Feng Wang-Johanning 박사는 **텍사스 주립 대학교 앤더슨 암 센터(텍사스 주 바스트롭)**의 비교 의학 및 연구를 위한 Michale E. Keeling 센터 부교수이다.

■ 인가

InnoVision Communications은 CME(Continuing Medical Education)의 Accreditation Council로부터 **외과의사들을 위한 평생 의료 교육을 제공하도록 인가**를 받았다.

■ 이수 학점 부여

InnoVision Communications는 최대 1.5 AMA PRA Category 1 Credits™에 맞게 이 교육 활동을 지정한다. 의사들은 이 활동에 참여하는 정도까지만 이수 학점을 요청해야 한다.

■ 취 지

현재 암 환자들은 자연 식품을 보조 치료제로 사용하고 있으며, 암 치료 의료진이 그 사실을 알고 있을 수도 있고 모르고 있을 수도 있다. 이런 식품 중에서 암과 같은 질병에 효능이 있는 것은 어떤 것이고 효능이 없는 것은 어떤 것인지 아는 것은 중요하다. 또한 자연 식품의 작용 메커니즘을 특히 암 예방이나 치료와 관련하여 규명하는 것도 꼭 필요한 일이다. 본 기사의 목적은 그런 자연 식품 중 하나인 발효 밀 배아 추출물(Avemar)을 암 환자들의 치료 요양 과정에서 사용하는 것을 검토하는 것이다. Avemar는 동물 암 모델과 암 환자를 대상으로 한 인체 임상 실험 모두에서 효능이 있는 것으로 나타났지만, 암 치료에서 Avemar가 지닌 모든 잠재력을 평가하려면 인간을 대상으로 좀더 통제된 실험을 해야 한다.

Avemar는 여러 가지 메커니즘을 통해 항암효과를 발휘하지만, 이 식품에서 암 환자의 무수하게 많은 생물학적 신체조직을 조절하는 많은 성분이 아직 규명되지 않았다.

■ 교육 대상

이 활동은 암 환자이거나 암 환자가 될 위험이 있는 사람들을 진단, 치료 및 관리하는 의사 및 기타 의료 전문가들의 교육 필요에 맞게 설계되었다.

■ 교육 내용

본 학습에 참여한 사람들이 배울 내용은 다음과 같다.

1. Avemar의 정의 및 안전성.
2. Avemar의 항암 작용 메커니즘.
3. 동물 모델 및 인간을 대상으로 한 임상 실험 모두에서 나타난 Avemar의 암 예방 및 치료 효능.

(Altern Ther Health Med. 2007;13(2)56-63.)

■ 공정성

InnoVision Comunications는 CME 활동을 담당하는 교수진, 기획자 및 관리자들에 대해 서로 상충되는 이해 관계가 있는지 평가한다. 서로 상충되는 이해 관계가 있는 것으로 밝혀지면 CME 위원회에서 공정한 균형, 이 활동에서 활용된 연구들의 과학적 객관성 및 환자 치료 관련 제안 등에 대해 철저한 심사를 한다. InnoVision은 학습자들에게 질 높고 공평한 최신 교육을 제공하기 위해 노력하고 있다.

Gary L. Johanning 박사와 Feng Wang-Johanning 박사는 실제로 또는 외관상 보고해야 할 서로 상충되는 이해 관계가 없다.

Avemar는 무엇인가? 어떻게 생산하는가?

Avemar는 복용해도 안전한가?

Avemar 작용 메커니즘

세포 주기, 자멸사 유도 및 폴리 중합효소 분열

MHC-I의 면역조절 및 억제

펜토스 인산염 효소반응, 포도당 및 핵산 물질 대사

*Avemar*에 의해 유발된 사이토카인 생성

*Avemar*를 사용한 암 치료

동물 발암 모델

인간을 대상으로 한 임상 연구

결장 직장암

소아암 환자

피부 악성 흑색종

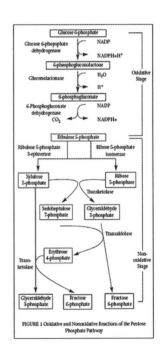

FIGURE 1 Oxidative and Nonoxidative Reactions of the Pentose Phosphate Pathway

2) 암세포의 에너지 공급을 차단하여 암세포 성장을 억제하고 괴사한다.

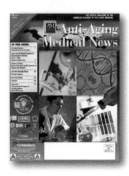

Authors: CCN,Maureen Pelletier, MD, FACOG,
Published in: Anti-aging medical news
Release date: 2008
Article type: General article

독일 생화학자이며 세계적인 암 연구학자, 오토 바르부르크 (Otto Heinrich Warburg)는 1931년에 '세포 호흡의 산소전이 효소발견'으로 의학부분에서 노벨상을 받았고, 1944년에 '수소전이 효소의 활용그룹 발견'으로 두 번째 노벨상을 수상했다. "암세포의 발생은 산소부족에 있다고 확실히 단정하고 있다. 인체의 세포는 공기 중에 산소가 있어야 하는 유산소(aerobic) 생활을 하고 있기 때문에, 산소가 부족하면 생명을 이어 가려고 하는 생체 내의 세포는 변화를 일으키고 당분해작용 (glycolysis)을 비롯하여 무 산소(anaerobic)생활로 바뀐다. 이렇게 바뀐 세포의 핵은 암세포의 핵과 일치한다는 이론을 발표하였다.

오토 바르부르크(Otto Warburg) 박사는 70년 전에 암세포가 비산화 경로를 거친 직접적 당 분해를 통해 건강한 세포보다 포도당을 10~50배의 비율로 더 사용한다는 것을 발견하여 노벨상을 수상하였다.

이것은 '바르부르크 효과(Warburg Effect)'로 불리는데, 특유한 대사 항진 (hypermetabolic) 활동이 암의 급격한 성장을 촉진시키고, 건강한 조직(tissue)에서 포도당(glucose)을 뺏어오며, 전신적 질병에 원인이 되는 대사 부산물 (metabolic byproducts)을 생산해 내게 된다.

바르부르크는 암세포 안으로 포도당이 흡수되는 것을 억제할 수 있다면 암세포의 에너지 공급이 중단되어 암의 성장을 저하 시키거나 멈출 수 있고, 결국 암세포가 죽도록 유도할 수 있다고 이론화 하였다.

몇 년 후, 또 다른 노벨상 수상자인 헝가리 생화학자, 알버트 센트죄르지(Albert Szent-Gyorgyi) 박사는 상당량의 미정제 곡물 제품을 섭취하는 집단이, 그렇지 않은 집단에 비해 암발생율이 더 낮게 나타나는 것에 대한 원인을 찾기 시작했다.

1980년대 초 무렵, 센트죄르지는 보충적으로 섭취하였을 때 항암 기능을 가질 수 있다고 믿었던 밀배아에서 자연적 화합물을 분리해냈다.

최근의 연구는 이 두 명의 노벨상 수상자들의 발견을 연결 지었다: 특유의 발효 밀배아 추출물(AVEMAR)는 암세포로의 포도당 흡수를 막아서 암세포의 에너지 공급을 중단시키고, 암세포의 성장과 증식능력을 감소 시켜서, 결국에는 건강한 세포의 어떠한 악영향을 끼치지 않고, 세포 자살을 통한 암세포 소멸을 유도한다.

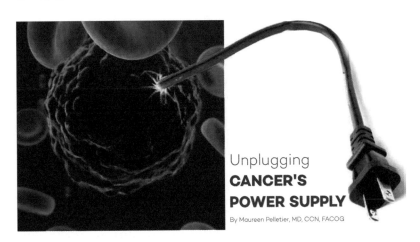

Unplugging
**CANCER'S
POWER SUPPLY**
By Maureen Pelletier, MD, CCN, FACOG

3) 암의 재발을 감소시키고, 암 세포의 에너지 공급을 중단 시키며, 암세포의 파괴

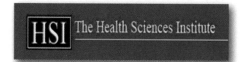

Authors : Kathryn Mays Wright,
Published in:
Health Sciences Institute
Release date: 2005
Article type: General article

암 치료는 1900년대 초 이페리트 유도체(mustard gas derivatives)(맹렬한 독 가스)를 사용했을 때부터 상당히 발전 해왔다. 정말 그럴까? 의사들이 1차 세계 대전 중, 이페리트(mustard gas)가 골수를 파괴 한다는 것을 발견했을 때, 그것을 이용해서 암세포를 파괴하는 실험을 시작하였다. 이페리트(mustard gas)로 큰 성공을 거두지는 못했지만, 그것은 현대 화학요법(자신의 몸의 고의적으로 유독한 물질을 넣는 것과 연관된 요법)을 위한 길을 마련하였다.

이러한 치료법들은 건강한 세포에게도 파괴적인 영향을 주어, 암세포가 파괴하는 것보다 더 많은 세포를 파괴한다. 때로는 오직 기적만이 안전하고 효과적인 치료법을 가능하게 하는 것처럼 보인다. 그리고 기적은 바로 마테 히드베기(Mate Hidvegi) 박사가 발견하고 특허를 낸 발효 밀배아 추출물, 아베마르(Avemar)이다.

관련 연구들은 **아베마르(Avemar)가 암의 재발을 감소시키고, 암 세포의 에너지 공급을 중단 시키며, 암세포의 파괴를 가속화 함과 동시에 면역체계가 암세포의 공격을 알아차릴 수 있도록 돕는다는 것을 보여 주었다.**

4) 아베마르는 아포토시스를 유발하였고 32개의 인체 종양 세포계의 중대한 항 종양성 활동

Journal of Experimental & Clinical Cancer Research

Authors : T.Mueller,K.Jordan,W.Voigt,
Published in:Journal of Experimental and Clinical Cancer Research
Release date:2011
Article type:In vitro (Cell Line Studies)

발효 밀배아 추출물은 현재 암환자를 위한 영양보충식으로 사용된다. 최근 자료에서는 발효 밀배아 추출물의 성분인 2-메톡시 벤조퀴논(MBQ)과 2,6-디메톡시 벤조퀴논(DMBQ)이라는 두 가지 종류의 퀴논으로부터 일정부분 항증식성, 항전이성, 면역학적 효과가 나타남을 보여준다. 이러한 기능 자료는 발효 밀배아 추출물 자체, 또는 일반적인 세포독 약물(5-FU, 옥살리플라틴(oxaliplatin), 이리노테칸(irinotecan)과 병용 시의 시험관 항증식성 활동을 인체 종양 세포계의 광범위한 범위에서 추가적으로 평가할 수 있게 하였다.

발효 밀배아 추출물은 아포토시스를 유발하였고 32개의 인체 종양 세포계의 광범위한 범위에서 중대한 항종양성 활동을 나타내었다.

가장 활발한 활동은 신경모 세포종(neuroblastoma) 신경계에서 평균 IC50 값 0.042mg/ml로 발견되었다. 더 나아가, 8개의 콜론 세포계에서 IC50는 0.3mg/ml에서 0.54mg/ml 사이로 매우 좁은 범위를 가졌다. 대장암 세포계에서의 병용 실험에서, 발효 밀배아 추출물을 5-FU, 옥살리플라틴, 이리노테칸에 각각 적용하였을 때, 특히 5-FU에서 약물상호작용의 상승효과를 관찰하였다. 5-FU와 발효 밀배아 추출물의 순차적 약물노출에서는 상승효과가 사라졌다. 종합하면, 발효 밀배아 추출물은 우리의 종양 모델(tumor model)에서 중요한 항종양성 기능을 발휘한다. 발효 밀배아 추출물과 5-FU, 옥살리플라틴, 또는 이리노테칸의 동시적 약물 노출은 약물 상호작용의 상승효과를 가져왔다.

한편, 대장암 세포계에서 5-FU와 발효 밀배아 추출물의 순차적 약물 노출은 일정 의존적인 것으로 나타났다. 임상 복합약 요법의 측면에서 밀배아 추출물에 대한 추가적 연구는 적절한 것으로 보인다.

5) 아베마르는 세포자살을 유도함으로써 인체 림프종 세포의 성장을 둔화시킨다. / 2009종양학보고서

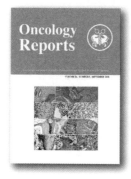

Authors : G. Krupitza,M. Fritzer-Szekeres,M. Ozsvar-Kozma,M. Hídvégi,G. Graser,P. Saiko,A. Lackner,W. Jaeger,M. Grusch,R. P. Agrawal,S. Madlener,T. Szekeres,
ublished in: Oncology reports
Release date: 2009
Article type: In vitro (Cell Line Studies)

우리는 민감하고 5-FdUrd/Ara-C에 교차저항적인 H9 인체 림프종 세포에 대한 아베마르의 효과를 연구하였다. 48시간과 72시간의 배양 후에, 아베마르는 민감한 H9 세포성장을 각각 IC50 수치 290과 200 microg/ml의 수준으로 억제하였다. 5-FdUrd/Ara-C 교차저항적 H9 세포성장은 각각 IC50 수치 180과 145microg/ml로 줄어들었다. 300microg/ml MSC를 이용한 48시간 치료는 민감한 H9 세포의 48%에서 용량의존적인 세포자살을 유발하였다.

교차저항적 H9 세포에서는, 48시간의 200microg/ml 아베마르 배양은 41%의 종양세포 세포자살을 이끌었다. 민감한 H9 세포의 성장억제는 MSC의 다양한 응축에 노출된 후에, 주로 세포주기의 S단계에서 일어나며 세포군은 54%에서 73%까지 증가하였고, G0-G1 단계에서는 세포군이 40%에서 19%로 감소하였다. 교차저항적 H9 세포의 성장억제 역시 S단계에서 일어나며 세포군은 45%에서 68%로 증가하였고, G0-G1 단계에서는 세포군이 45%에서 31%로 감소하였다.

MSC 치료가 5-FdUrd/Ara-C 저항을 이겨낼 수 있을 것이기 때문에, 정확한 메커니즘을 밝혀내기 위한 추가적 연구가 정당하게 요구된다. **우리는 아베마르가 인체 악성종양의 전통적인 화학요법을 지원할 수 있는 여러 가지 긍정적인 효과를 나타낸다고 결론을 맺는다.**

6) 대장암, 전립선암, 갑상선암, 난소암, 비소세포폐암(NSCLC), 유방암, 위암, 두경부암, 간암, 교모세포종, 흑색종, 자궁암을 포함한 인간 암세포계에서 아베마르의 잠재적 기능

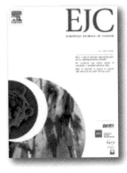

Authors : W. VoigtK. Nerger,T. Mueller,F. Reipisch,
K. Jordan,H.J. Schmoll,
Published in: European Journal of Cancer Supplements
Release date: 2009
Article type: In vitro (Cell Line Studies)

본 연구의 목적은 대장암, 전립선암, 갑상선암, 난소암, 비소세포폐암(NSCLC), 유방암, 위암, 두경부암, 간암, 교모세포종, 흑색종, 자궁암, 신경 아종을 포함한 인간 암세포계에서 아베마르의 잠재적 기능을 조사하고, 전통적 화학요법에 대한 반대 경향을 배제 시키기 위함이다. 아베마르를 단독적으로 96시간 지속적으로 약물노출 했을 때와 5-FU, 옥살리플라틴, 이리노테칸과 병용하여 노출하였을 때의 세포독성 활동을 평가하기 위해서, 술포로다민B 분석이 사용되었고, 아베마르와 세포활동 억제 약물의 약물상호작용은 드레윙코 방법으로 분석되었다.

아베마르의 IC50 범위는 0.038mg/ml부터 0.7mg/ml까지로, IC50의 중앙 값은 0.33mg/ml였다. 가장 활발한 활동은 신경아세포종 세포계에서 평균 IC50값 0.042mg/ml로 나타났다. 흥미롭게도, 8개의 대장암 세포계는 0.3mg/ml에서 0.54mg/ml사이의 매우 좁은 범위를 가졌다.

결론적으로, 아베마르는 넓은 범위에서 임상전 항종양성 기능을 가지고 있으며, 대장암세포계에서 이리노테칸, 옥살리플라틴, 5-FU와의 병용 시에 상승효과를 가지는 약물상호작용이 이루어진다. 잠재적 항암 약물로서의 아베마르에 대한 추가적 연구는 정당한 것으로 보인다. 대장암 환자를 대상으로 아베마르와 이리노테칸 혹은 옥살리플라틴과의 병용 치료는 세포단위의 수준에서의 약물 상호작용을 고려했을 때, 매우 적절한 것으로 사료된다.

7) 아베마르로 치료된 진행성 두경부암 환자들의 삶의 질과 산화 스트레스의 수준이 감소

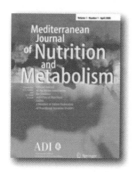

Authors : G. Ronzani,F. Cella,G. Chiavenna,G. M. Rovera,S. G. Sukkar,M. Nichelatti,A. Giannoni,G. Ragni,C. Ferrari,
Published in: Mediterranean Journal of Nutrition and Metabolism
Release date: 2008
Article type: Human (Clinical Trials)

배경 및 목적: 식욕부진/종말증 증후군은 빈번하게 산화 스트레스의 증가와 상호관련이 있다. 표준화된 벤조퀴논 내용물이 함유된 발효 밀배아 추출물(상표명 아베마르)은 부작용 없이 강력한 항산화 기능을 발휘하는 것을 보여주었다. 본 연구의 목적은 두경부암에 걸린 환자들에게 미치는 아베마르의 효과를 연구하여 스피처 지수(Spitzer's index)에 의해 평가된 것처럼 삶의 질을 산화 스트레스의 변화와 상호 관련시키는 것이었다.

대상환자와 방법: 두경부 종양(3기a, 3기b, 4기)을 겪고 있는 환자 60명 집단이 공개 임상실은 두 개의 하위 집단 A 또는 B에 배정되었다. 집단A는 전통적인 종양 치료법으로만 치료를 진행하였고, 집단B는 표준 치료법에 아베마르를 추가하여 치료하였다. 2개월 후에 55명의 환자만 생존하여 평가될 수 있었다 (통제집단에서 29명, 아베마르 집단에서 26명). 각 환자는 FRAS III 검사를 통해서 히드로페르옥시드(hydroperoxides) 혈중 농도를 측정 받았다.

결과: 2개월 후에 아베마르를 수용한 집단에서 산화 스트레스의 수준이 현저하게 감소하였다. 스피처 지수의 수치는 집단B에서 현저히 높게 나타나며, 향상된 삶의 질을 증명하였다.

결론: 아베마르에서 구체적인 활성 성분이 확인되지 않았지만, 그로 인해 유발된 활성산소의 감소는 진행성 암 환자들의 삶의 질을 임상적으로 크게 향상시키는 것과 상호관련이 있다.

8) 밀배아 추출물 아베마르는 인체 백혈병 세포에서 세포자살을 유도한다.

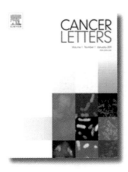

Authors : P. Saiko,M. Ozsvar-Kozma,S. Madlener, A. Bernhaus,A. Lackner,M. Grusch,Zs. Horváth, G. Krupitza,W. Jaeger,K. Ammer,M. Fritzer-Szekeres, T. Szekeres,
Published in: Cancer Letters
Release date:2006
Article type: In vitro (Cell Line Studies)

아베마르(MSC)는 무독성 발효 밀배아 추출물로 다양한 악성종양을 겪고 있는 환자들의 생존율을 크게 향상시킨 것으로 입증되었다.

우리는 인체 HL-60 전골수구성백혈병 세포(HL-60 promyelocytic leukemia cells)에서의 아베마르의 효과를 연구하였다. 24시간, 48시간, 72시간의 배양 후에, 아베마르는 HL-60 세포의 성장을 각각 IC50 수치 400, 190, 160 microg/ml의 수준으로 억제하였다.

MSC와의 배양은 용량 의존적으로, 최고 85%의 종양세포에서 세포자살을 유도해냈다. 그 외에도, 아베마르는 세포주기에서 G2-M에서 G0-G1 단계로의 진행을 약화시켰고, 디노버 DNA합성(de nova DNA synthesis)의 핵심효소인 리보뉴클레오티드환원효소(ribonucleotide reductase)의 인시츄(in sity) 활동을 현저하게 감소시킨 것으로 확인되었다. 우리는 아베마르가 인간의 악성종양에서 기존의 화학요법을 지원할 수 있는 여러 가지 이로운 효과를 발휘 한다고 결론을 맺는다.

아베마르는 해당/5탄당 회로 효소를 억제하고, Jurkat T세포 백혈병 종양 세포에서 폴리(ADP-리보오소) 중합효소를 활성화 시켜 세포자살을 유도한다.

9) 아베마르가 유방암 세포에서 타목시펜(Tamoxifen)의 효과를 증가

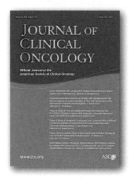 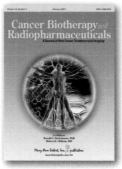 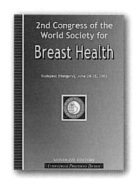

2007 ASCO, 유방학회

배경: 한 시험관 연구는 아베마르가 MCF7 (ER+) 유방암 세포에서 타목시펜 (Tamoxifen)의 효과를 증가시켰음을 입증했다.

방법: MXT (ER+) 생쥐의 유방종양 조직을 BDF1 생쥐들에게 이식하였다. 종양이 생긴 이 동물들을 아베마르로 치료하였다. 그리고 가장 효과적인 아베마르 투약량(3.0 g/kg), 타목시펜(Tamoxifen) (0.5 mg/kg), 엑젬스탄 (Examestane) (10 mg/kg), 아나스트라졸(Anastrasol) (5 mg/kg) 등을 단일 치료제로 사용한 것과 이 치료제들을 아베마르와 함께 투약한 것을 비교하였다. 모든 치료는 종양 이식 7일 후부터 하루에 한 번씩 10일간 이루어졌다. 동일한 일정의 실험을 C.B-17/Icr-scid/scid 생쥐에게 T47/D (ER+) 인간 유방암 세포 라인을 이식하여 반복하였다. 마지막으로, 아베마르로 치료한 T47/D 및 MDA-MB-231 (ER-) 이종 이식의 성장을 비교하였다. 종양 체적은 MXT 이식 후 최대 25일간 측정했으며, 이종 이식한 후 최대 55일간 측정하였다.

결과: MXT 모델에서 모든 단일 치료제와 복합 치료제는 종양 성장을 지연시켰다. 아베마르를 내분비선 호르몬 치료와 함께 사용하였을 때, 내분비선 호르몬 단일치료보다 효능이 향상되었다. 네 가지 단독 치료제 중에서 아베마르에서 가장 좋은 결과가 나타났다(50% 억제). 아베마르를 엑젬스탄과 함께 사용했을 때 종양 성장 억제가 대상군에 비해 60.4%로 증가하였다. 기타 치료제는 아베마르 단일치료의 효과를 능가하지 못했다. 이종 이식 모델에서 아베마르는 대상군에 비해 종양 성장을 50% 억제하였고, 엑젬스탄(26%), 아나스트라졸(25%), 타목시펜(42%) 등 다른 치료제에 비해 더 효과적이었다. 아베마르를 함께 사용한 치료는 항상 3-10%의 범위로 향상된 효능을 보였다. T47/D(49%) 이종 이식과 MDA-MB-231(52%) 이종 이식을 비교했을 때, 아베마르는 비슷한 효능을 보였다.

결론: ER 양성 MXT 생쥐 유방암 및 T47/D 이종 이식 모델에서 나타난 아베마르의 종양 성장 억제 효과는 표준 내분비선 호르몬 치료와 비교할 수 있는 수준이다(같거나 더 좋은 효과를 나타냄). 확실한 것은 아베마르가 내분비선 호르몬 치료의 효과를 감소시키지는 않았다는 것이다. 아베마르의 항종양 작용은 에스트로겐 수용체 상태에 의존적이지 않았다.

10) 아베마르 K562 백혈병 치료 글리벡(Gleevec) 치료의 효과와 같은 수준

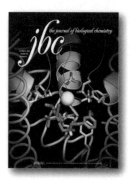

Authors : J. L. Torres,S. Marin,L. G. Boros,S. Bassilian,B. Comín-Anduix,J. J. Centelles,J. Boren,N. Angell,C. Callol-Massot,M. Cascante,
Published in:The Journal of Biological Chemistry
Release date: 2006
Article type:In vitro (Cell Line Studies)

배경: 밀배아 추출물인 아베마르(Avemar)이 암에서 보여주는 긍정적 효과는 이미 증명되었다. 통제집단(control group)과 비교하여, 현저하게 긴 생존시간은 생체 실험과 임상연구에서 모두 얻어졌다. 세포 성장의 억제력 역시 시험관의 K562 백혈병 세포라인에서 관찰되었다. 아베마르(Avemar) 경구투약(p.o.) (3g/kg)은 정맥 내(i.v.) 주입한 K562 이종이식 모델(xenograft model)의 통제집단(p<0.0005 Mann-Whitney)과 비교하여 커다란 생존시간의 증가를 초래하였는데, 이는 사실상 **글리벡(Gleevec) 치료의 효과와 같은 수준이었다.**

아베마르(Avemar) 기능의 메커니즘이 여전히 명확하게 규정되지 않았기 때문에, K562 시험관 모델에서의 키나아제 발현 패널(kinase expression panel)이 시험되었다.

방법: K562 세포(8x105 cell/ml)가 아베마르(Avemar) (500 μ /ml)로 치료되었고, 3-3 병렬샘플(parallel samples)의 mRNS와 적절한 통제가 각각 치료 24시간 후와 48시간 후, 그리고 사전에 48시간 동안 아베마르로 치료된 세포들을 세척하고 24시간 후에 분리되었다. 키나아제 발현 형태(kinase expression pattern)를 결정하기 위해서 Kinase OpenArray™ 플레이트가 사용되었고, 500개 이상의 키나아제 유전자(kinase genes)가 네 통으로 이루어진 각 플레이트에서 통제하에 사용되었다. 평균값이 1을 초과하고(mRNA 복제개수에서 2배의 변화) 표준편차가 상대적으로 작았을 때(2 x 표준편차 = 평균), 발현(expression)에서의 변화로 인정되었다.

결과: 우리는 발현(expression)이 일시적, 혹은 계속적으로(세척 후에 24시간 동안 유지됨) 감소된(e.g.: CCL2, ABR, FLT1, EphB6, TGFa) 16개의 키나아제(kinase)와 증가된(e.g.: CPT1B, IRE1, ITK, RON, LTK, EphB2, FASTK) 30개의 키나아제(kinase)를 발견하였다.

결론: 연구의 결과는 아베마르(Avemar) 치료에 의해서 발현이 변화된 많은 키나아제(kinase)가 세포주기(cell cycle), 세포이동(cell migration), 세포자살(apoptosis) 및 신호전달(signal transduction)에 참여하는 것으로 알려졌음을 보여주었다. 그러므로 이 결과는 아베마르(Avemar) 기능의 주요 메커니즘을 해명할 수 있고, 천연 추출물(아베마르)의 활성 성분을 확인할 수 있는 가능성을 제기한다.

11) 아베마르는 위암 세포 성장을 억제하고 세포자살 (apoptosis)유도

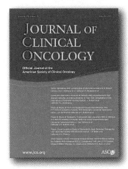

Authors :S. N. Lee,H. Park,K. E. Lee,
Published in: Journal of Clinical Oncology
Release date: 2005
Article type: In vitro (Cell Line Studies)

2005년, 한국의 연구진들인 이순남 이화여대 의대 학장, 이경은 이화여대 목동병원 혈액종양내과 조교수, 박혜영 이화여대 임상보건과학대학원장 겸 약학대학장, 동국대 일산병원의 김도연 교수팀이 연구에 참가하여 미국 종양연구 내과의사 모임인 미국임상종양학회 (ASCO ; American Society of Clinical Oncology)에 "발표된 밀배아 추출물 Avemar의 in vitro에서 위암세포 성장을 억제하고 세포자살을 유도한다"고 발표했으며 다른 항암치료와 연계한 아베마르는 위암 관리에 유용할 수 있다고 결론내렸다.

배경: 발효 밀배아 추출물(코드명: MSC, 상표명: 아베마르(Avemar))은 생물학적으로 활성화된 분자의 복합적 혼합물로, 다양한 인간 악성종양에서 강력한 항전이 기능을 가진다. 본 연구의 목표는 다섯 개의 위암 세포라인을 대상으로 아베마르(Avemar)의 세포독성을 시험관 검사하고, 그 매커니즘이 세포자살 (apoptosis) 유도와 관련이 있는지 확인하는 것이다.

방법: 다섯 개의 위암 세포라인(SNU-1, SNU-5, SNU-16, SNU-620, MKN-45)에 대한 아베마르(Avemar)의 세포독성은 XTT 세포독성 분석(cytotoxicity assay)으로 검사하였고, 세포자살(apoptosis)은 유세포분석기 그래프의 Sub-G1 부분과 annexin V- 및 프로피디움 요오드화물 염색(propidium iodide-stained) 부분으로 측정하였다.

결과: 아베마르(Avemar)는 용량과 비례하게 다섯 개의 위암 세포의 성장을 90% 이상 억제했다.

IC50 값은 낮은 농도에서 높은 농도 차례대로 다음과 같이 나타났다: SNU-5 (0.37mg/mL), MKN-45 (0.49mg/mL), SNU-620 (0.52 mg/mL), SNU-1 (0.58 mg/mL) and SNU-16 (0.62mg/mL). Sub-G1 세포 또는 annexin 및 프로피디움 요오드화물 염색(propidium iodide-stained) 세포의 유동세포 분석(flow cytometry) 결과, 아베마르(Avemar)의 성장억제 효과는 강력한 세포자살(apoptosis) 유도와 밀접한 연관이 있는 것으로 나타났다.

결론: 아베마르(Avemar)는, 아마도 세포자살 경로(apoptosis-dependent pathway)를 통해서, 용량에 비례하여 위암 세포의 성장을 억제하는 것으로 밝혀졌으며, 세포독성 항암제(cytotoxic agents)와 함께 추가적 혹은 상승적 효과를 가질 가능성이 있다.

12) 메모리얼 슬론 케트링 암센터
밀배아 추출물(WGE)에 항암 효과, 항전이 효과 및
면역조절 효과가 있다.

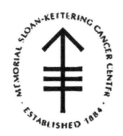

Authors : Memorial Sloan-Kettering,
Published in: Integrative Medicine
Release date: 2007
Article type: General article

발효 밀배아 추출물(WGE)는 1990년대 헝가리 화학자 마테 히드베기(Mate Hidvegi)에 의해 개발되었는데, 밀배아유(wheat germ oil)와 혼동하면 안 된다.

밀배아 추출물(WGE)은 헝가리에서 암환자들이 삶의 질을 높이기 위해 식이요법 보충제(dietary supplement)로 사용한다. 시험관 연구의 결과물은 밀배아 추출물(WGE)에 항암 효과, 항전이 효과 및 면역조절 효과가 있다는 것을 보였다.

또한 밀배하 추출물(WGE)은 시험관에서 에스트로겐 수용체(ER: estrogen receptor) 활동을 증가시키는 것으로 나타났다. 그러나, ER 길항제(antagonist) 인 타목시펜(tamoxifen)과 함께 사용될 때, **ER 양성 유방암 세포에서 타목시펜의 효능을 강화시켰다.**

밀배아 추출물(WGE)의 항종양 작용은 동물 모델의 다른 내분비선 호르몬 치료에 비교할만하다. 밀배아 추출물(WGE)은 또한 종양세포 사멸을 담당하는

종양괴사인자(tumor necrosis factor)와 사이토카인(cytokines)의 생산을 증가시켰다.

예비 연구 결과 데이터는 의 자료에 따르면, 대장암 환자에게 밀배아 추출물(WGE)이 유익하며 소아암 환자의 발열성 호중구 감소증(febrile neutropenia)과 연관된 치료를 줄이는 역할을 하고 있음을 함축하고 있다.

밀배아추출물(WGE)이 ER 활동을 증가시키기 때문에 호르몬에 민감한 암환자들은 주의하여 사용해야 한다. 설사, 메스꺼움, 헛배부름, 묽은 변, 변비, 어지러움을 포함한 가벼운 부작용이 있을 수 있다. 밀배아 추출물(WGE)의 장기 복용은 체중 증가를 초래할 수도 있다.

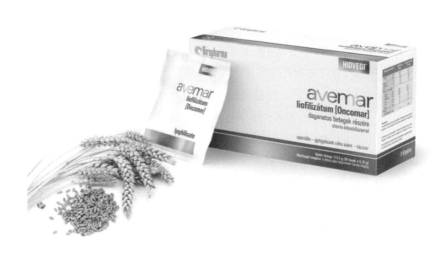

암세포 자살유도 신무기
밀·배·아·추·출·물

13) 항암 치료와 아베마르 복용을 병행하는 것은 직장암 환자의 전반적인 건강상태를 개선하여 병의 진행 중단 생존 가능성을 높이는 데 유리하다.

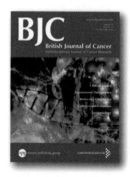

Authors : Zs. Kahán,A. Telekes,Y. Shoenfeld,F. Jakab,P.
Sápy,A. Hoffmann,M. Nichelatti,F. Szetntpétery,M. Hídvégi,A.
Vágvölgyi,L. Thurzó,Á. Mayer,K. Lapis,Á. Balogh,
Published in: British Journal of Cancer
Release date: 2003
Article type: Human (Clinical Trials)

MSC(아베마르)는 잠복기와 임상연구에서 무독성으로 대사 저해 활동을 가능하게 하는 영양제이다. 이렇게 상표가 공개된 채 진행된 코오트(Cohort)연구에서는 직장암 환자들을 항암치료와 함께 MSC(아베마르)를 복용한(1일, 9g) 환자와 항암 치료만 한 환자 그룹으로 나누어 비교했다. 이는 세곳의 암 수술센터에서 진행하였으며, 환자에게 두 집단중 한 곳을 선택하도록 하였다. 직장암 환자중 66명은 MSC(아베마르)를 6개월 이상 복용하였으며, 다른 104명의 환자는 오직 항암치료만 받았다. 두 그룹 모두에게 처음부터 끝까지 통계적으로 동일한 환경을 적용했다.

결론적으로 MSC(아베마르)를 복용한 환자 그룹이 암과 관련된 증세가 현저히 낮게 발생한다는 것이 밝혀졌다. (재발: 3.0 vs 17.3, $p < 0.01$; 새로운 전이 : 7.6 vs 23.1%, $p < 0.01$; 사망: 12.1 vs 31.7%, $p < 0.01$). 생존분석 Survival analysis 결과에 따르면 진행 중단 생존 가능성과 (p=0.0184) 전체 생존 가능성에서 (p=0.0278) MSC(아베마르) 그룹이 훨씬 긍정적인 결과를 보였다. 콕스 비례 위험 모델에서 생존 예측을 위해 UICC 대장암 분류와 MSC(아베마르)를 투약하였다. 6개월 이상연속적으로 항암 치료와 MSC(아베마르) 복용을 병행하는 것은 직장암 환자의 전반적인 건강상태를 개선하여 병의 진행 중단 생존 가능성을 높이는 데 유리하다.

14) 아베마르는 소아암 환자들에게서 화학요법으로 유발된 발열성 호중구 감소증을 감소시킨다.

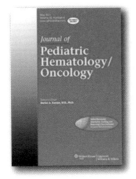

Authors : A. Paksy, M. Garami, D. Schuler, M. Hídvégi, M. Babosa, J. Müller, G. Borgulya, E. Szabó, P. Hauser, Gy. Fekete,
Published in: Journal of Pediatric Hematology/Oncology
Release date: 2004
Article type: Human (Clinical Trials)

면역 억제 화학요법을 받는 아이들에게 위협이 되는 것 중 하나는 감염이다. 소아암 환자에게서 치료로 인해 발열성 백혈구 감소증이 진행되는 것에 유익한 영향을 주는지 확인하기 위하여 짝짓기 방식의 오픈 라벨 예비 임상 연구에서 화학요법과 동시에 Avemar를 테스트하였다. 아베마르(MSC)와 세포독성약(cytotoxic drugs)을 함께 투약하는 것과 MSC만을 지속적으로 투약하는 것이 MSC 없이 같은 치료를 하는 것과 비교하였을 때, 암을 가진 아동들의 치료 관련된 발열성 호중구 감소증(febrile neutropenia) 발병을 감소시키는데 도움을 줄 수 있는지 검사하기 위해서, 오픈 라벨(open-label), (진단, 질병의 단계, 나이, 성별에 따른) 비교(matched-pair) 예비 임상시험이 시행되었다.

결과: 치료(후치료)기간 동안, 악성질환의 진행은 없었지만, 실험의 종말점(end-point)에서 발열성 호중구 감소증(febrile neutropenia)이 발생한 횟수와 빈도는 두 집단 사이에서 커다란 차이를 보였다: MSC 집단에서는 30회(24.8%)의 발열성 호중구 감소증이 발생한 반면, 통제집단에서는 46회(43.3%) 발생하였다(Wilcoxon signed rank test, $P < 0.05$).

결론: 의료 영양식품 MSC와 함께 항암치료를 지속적으로 하는 것이 암을 가진 아동들의 치료 관련된 발열성 호중구 감소증(febrile neutropenia)의 발생을 감소시키는데 도움이 된다.

15) 아베마르 사용이 폐암 말기 환자들의 삶의 질을 향상시킨다.

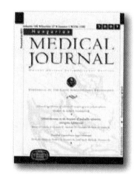

Authors : M. Hídvégi,J. MOLDVAY,K. Lapis,Z. AJKAY,
Published in: Pulmono
Release date: 2003
Article type:Human (Clinical Trials)

전이성이 있는 폐암 환자들의 삶의 질은 매우 떨어지고, 장기 생존뿐만 아니라 치료의 효율에도 악영향을 준다. 따라서 이러한 환자들의 삶의 질을 향상시키는 것은 특히 중요하다. 발효 밀배아로 제조된 구강섭취용 제품, 아베마르(Avemar)가 종양억제 효과를 비롯해서 매우 강력한 면역조절력을 가지고 있다는 것은 실험들을 통해 증명되었다. 따라서 이 제품이 폐암 환자들의 보완적 치료로 적합한 여부를 분명히 하기 위해서, 개방된 "예비" 임상실험이 실시되었다. 연구는 세포학과 조직학을 통해 확인된 16명의 폐암 환자들(남성 8명, 여성 8명, 7명의 소세포 폐암, 9명의 선암)을 대상으로 하였다.

표준 종양치료를 받는 것 외에, 환자들은 전체 치료 기간에 걸쳐 하루에 1회씩 아베마르 함께 복용하였다. 이에 따라 평균 아베마르 복용기간은 8 ± 2 개월이다. 환자들의 삶의 질과 관련된 변화들을 평가하기 위해서 환자들이 질문지 EORTC QLQ-C30의 각 항목마다 답한 것을 기반으로 관찰되었다. 설문조사는 치료시작 시와 아베마르 섭취를 하며 매 12주마다 한 번씩 실시되었다.

답지의 통계적 분석에 따르면, 환자들 건강의 전반적인 상태와 사회적 생존력 모두에서 커다란 향상이 관찰되었고, 피로에 대한 경향 역시 상당히 감소하였다. 또한 통증과 식욕부진, 감정상태와 관련한 증진도 있었다.

결론: 폐암 말기 환자들에게서 보여준 아베마르 치료법은 대부분의 삶의 질 부분에서 유의성 있는 증가를 가져왔다. 바꿔말하면 일상기능 수행능력 향상과 고통감소에 큰 기여를 보여주고 있다.

16) 췌장암에서 세포성장과 세포사의 대사적(metabolic) 가설

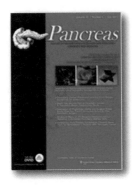

Authors : L. G. Boros,W. Paul Lee,V. L. W. Go,
Published in:Pancreas
Release date: 2002
Article type: In vitro (Cell Line Studies)

서론: 종양 세포는 다른 살아있는 세포와 마찬가지로 증식, 분화, 세포 주기 정체 및 세포자살의 가능성을 가진다. 이러한 각각의 조건과 관련된 특정한 대사적 표현형(metabolic phenotype)이 있는데 이것은 세포가 특정한 상태에서 기능하기 위해 필요한 에너지와 특별한 기질의 생산으로 특징지어진다. 일반적인 살아있는 세포와는 다르게 종양 세포의 대사적 표현형은 증식 상태를 지원한다.

결론: STI571(글리벡 Gleevec)을 포함, TGF-beta세포변형물질 및 제니스테인(genistein)과 마찬가지로 아베마르(Avemar) 또한 종양세포의 대사적 특징인 지속적인 성장과 분화를 하는 대신, 정체 및 자연사를 유도하는 식물화학물질이라는 증거가 제시되었다. 성장 신호 경로를 중개하고 악성종양 세포를 촉진하는 매개 대사 효소들은 암 치료에서 고 효능 비유전적인 새로운 목표로서 도움을 줄 것이다.

밀 배아 추출물이 포도당 섭취와 RNA 리보오스 형성을 감소시키지만 MIA 췌장 선암 세포에서 지방산 합성을 증가시킨다.

17) 밀 배아 추출물이 포도당 섭취와 RNA 리보오스 형성을 감소시키지만 MIA 췌장 선암 세포에서 지방산 합성을 증가시킨다.

Wheat germ extract decreases glucose uptake and RNA ribose formation but increases fatty acid synthesis in MIA pancreatic adenocarcinoma cells.

기준치의 벤조퀴논을 함유한 발효 밀 배아 추출물은 강력한 종양증식 억제적 특성을 가지고 있다. 발효 밀 배아 추출물은 주로 세포증식 관련 고분자와 세포 분화 관련 고분자 사이에서 포도당 탄소 재분배를 조절함으로써 종양 진행을 제어한다. 밀 배아 추출물 치료는 인산화작용(phosphorylation)과 대사 효소의 전사적 조절과 연관이 있다.

여기서 대사 효소들은 세포증식과 관련된 형태적, 구조적 고분자들(RNA, DNA) 간의 포도당 탄소 재분배 및 직접적 포도당 산화와 관련이 있는데, 배양된 췌장 선암 세포의 증식과 생존에 파괴적인 결과를 가져다 준다.

아베마르(벤조퀴논 함유의 새로운 천연물) 투여는 실험적 전신 홍반성 루프스(SLE)에서 Th2 반응과 충돌하며 질병의 개선을 촉진한다.

(LupusRelease date: 2001)

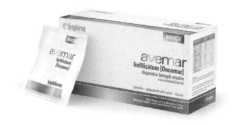

18) 류마티스 관절염에서 아베마르의 효능

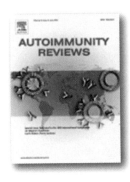

Authors :S. G. Sukkar,E. Rossi.,
Published in: Autoimmunity Reviews
Release date: 2004
Article type: Review articles

목표: 중한 류마티스 관절염(RA) 환자들에게 발효 밀배아 추출물(아베마르(Avemar))의 효능을 연구하기 위해서.

방법: 2개의 다른 DMARD 치료법이 성공적으로 이루어지지 않았던 15명의 여성 RA(Steinbrocker II-III) 환자들이 오픈라벨(opern-label), 1년, 임상예비연구에 참여하였다. DMARD 치료와 스테로이드 치료는 기록되고 유지되었다. 모든 환자들은 아베마르(Avemar)를 추가적 치료로 받았다. 효능 측정을 위해서, Ritchie Index, HAQ(the Health Assessment Questionnaire) 및 조조경직(morning stiffness) 평가가 적용되었다. 환자들은 기본단계(baseline)와, 6개월, 12개월에 각각 평가되었다. 통계분석을 위해서는 비모수 통계분석(Wilcoxon test)가 사용되었다.

결과: 기본단계(baseline)와 비교하였을 때, 6개월과 12개월 모두, Richie Index, HAQ 및 조조경직에서 상당한 개선을 보였다. 약 절반의 환자들에게서 스테로이드 투약량이 감소될 수 있었다. 아베마르(Avemar)의 부작용은 관찰되지 않았다.

결론: 지속적인 아베마르(Avemar) 투여를 통한 표준치료법 보완은 류마티스 관절염(RA) 환자들에게 이점이 있다.

19) 당불내성 및 비만과 같은 대사이상과 함께 만성 고혈압, 당뇨, 또는 대사증후군으로 인한 심장혈관 증상을 약화

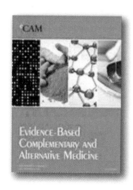

Authors : A. Iyler,L. Brown,
Published in: Evidence-based Complementary and
Alternative Medicine
Release date: 2009
Article type: In vivo (Animal Studies)

아베마르의 작용들이 심장 혈관병에도 유용한지 알아보았다. 고혈압과 음식으로 인한 비만에 대한 쥐 모델의 결과물은, 아베마르를 사용한 치료가 심장의 기능을 향상시키고, 대식세포 침륜도를 감소시켜 심실 근육세포에서의 콜라겐 퇴적을 줄이는 결과를 가져왔으며, 질환이 있는 심장에서 좌심실의 굳어짐 현상을 바꾸어 놓고, 혈장 말론디알데히드의 집중현상을 약하게 하였음을 보여준다.

심장의 변화 이외에도, 아베마르는 당불내성을 반전시켰고, 최대혈압을 정상화하였고, 고지방식/고당질식으로 먹이를 준 쥐들의 내장 지방 퇴적을 감소시켰다.

결론적으로, 발효 밀배아 추출물은 당불내성 및 비만과 같은 대사이상과 함께 만성 고혈압, 당뇨, 또는 대사증후군으로 인한 심장혈관 증상을 약화시키는 데 잠재적인 기능을 가진다.

20) 발효된 밀배아 추출물의 난소암 억제 효능과 유전체 수준의 작용기전에 관한 정의

2012국제부인암학회

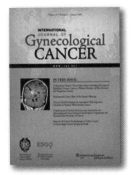

연구목적 : 진행된 병기의 상피성 난소암(ovarian cancer, OVCA)은 결국 항암제 저항성을 일으켜 질병이 재발한다. 그러므로 작용력은 좀 더 강하면서 독성은 약한 새로운 항암제를 개발하는 한편 기존 항암제의 효능을 최적화 시킬 필요가 있다.

연구방법 : 이 연구에서 우리는 독성이 없는 천연 상태로 발효된 밀 배아추출물(fermented wheat germ extract, FWGE)인 아베마르(Avemar®)가 단독으로 또는 시스플라틴(cisplatin) 항암화학요법과 병용으로 다양한 난소암 세포주에 대항하는 작용이 있는 것을 조사하고, FWGE의 작용에 기초가 되는 분자 신호 전달 경로를 유전체 수준에서 규명했다.

연구결과 : 우리는 FWGE(avemar)가 12가지의 인체 난소암 세포주(OVCA cell lines)에 대항해서 증식억제 효과를 나타내고 시스플라틴으로 유도되는 세포자멸사를 강화시키는 사실을 밝혀냈다. 유전자 발현 자료와 FWGE 감수성의 피어슨 상관계수를 분석한 결과, 27가지의 생물학적 경로를 거치는 2,142개의 유전자(FDR<0.2)가 난소암 세포주의 FWGE 감수성과 유의미한 관계를 가진 것으로 확인됐다(p<0.05). 쉰아홉 가지의 인체 암세포주의 유전체 자료가 2,6-dimethoxy-p-benzoquinone(FWGE의 활성 성분으로 제시된) 감수성 자료와 비교된 후, 2,6-dimethoxy-p-benzoquinone 감수성과 FWGE 감수성에 공통적으로 관여하는 13가지의 경로가 확인됐다.

결론 : 이 연구에서 독성이 없는 천연 상태의 발효된 밀배아 추출물인 아베마르(Avemar®)가 12가지의 인체 난소암 세포주에 사용될 때 증식억제 효과와 세포독성 효과를 내는 것을 밝혔다. 발효된 밀배아 추출물(FWGE)은 72시간 동안 처리된 후 12가지의 난소암 세포주의 생존을 모두 유의미하게 감소시켰다.

천연 항암제로서 기존 치료제의 작용도 강화시키는 FWGE(avemar)의 가치가 이 연구에서 확인된다. 아울러 AVEMAR가 가진 인간 암세포 억제 효과의 분자적 기초에 관해서 매우 큰 통찰력도 제공된다.

결론적으로, 발효된 밀배아 추출물(AVEMAR)은 난소암 세포주의 유의미한 증식 억제효과를 나타내고 시스플라틴으로 유도되는 세포사멸 효과를 강화시킬 수 있다. 유전체 수준의 발현 분석 결과는 AVEMAR의 작용 속에 세포주기 조절과 DNA 복구와 면역기능에 영향을 미치는 효과가 포함된다는 견해를 뒷받침한다. 발효된 밀배아 추출물(AVEMAR)이 항암 특성을 가진 천연물로서 기존 치료제의 작용도 강화시킬 수 있는 물질이라는 사실이 이 연구에서 입증된다.

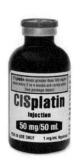

용어설명 : 시스플라틴(cisplatin)은 암 치료에 널리 사용되는 항암제 가운데 하나로, 백금 원자에 2개의 염소와 암모니아가 배위된 화합물이다. 시스플라틴은 현재 다양한 악성종양에 대한 효과적인 화학요법제로 사용되고 있지만 신장에서 항산화 효소의 활성화를 감소시켜 신장독성을 높이는 물질로 알려져 있다. 그러나 항암효과가 높아 의사들은 제한적이나마 난소암 등 여러 암에 시스플라틴을 처방하고 있는 실정이다.

FWGE : 발효된 밀배아 추출물 약어
(Fermented wheat germ extract)

21) 암환자들이 처방전 없이 살 수 있는 의료영양물질로서 발효 밀배아 추출물

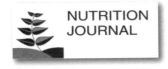

Authors : T.Mueller,W.Voigt,
Published in:Nutrition Journal
Release date:2011
Article type:Review articles

　발효 밀배아 추출물은 복합물질로 구성되어 있고, 그 밖에도, 생물학적 효과를 나타낼 수 있는 2-메톡시 벤조퀴논(MBQ)과 2,6-디메톡시 벤조퀴논(DMBQ)을 함유하고 있다. 발효 밀배아 추출물은 혐기성해당, 펜토오스 회로 및 리보뉴클레오티드환원효소와 충돌한다. 그것은 중요한 항증식성 효과를 가지며 카스파제-폴리[ADP-ribose] 폴리메라제-경로를 통해 세포자살을 유도함으로써 종양세포를 죽인다. 발효 밀배아 추출물은 다양한 종류의항암성 약물과 상승작용적 상호작용을 하고, 생쥐 모델에서 항전이적속성들을 나타냈다. 더 나아가, 발효 밀배아 추출물(FWGE)은 MHC-I복합체를 하향조절하고 TNF-a와 다양한 인디루킨(interleukins)을 유도함으로써 면역 반응을 조절한다.

　F-344 쥐 모델 자료는 발효 밀배아 추출물이 가지는 대장암 방지 효과의 증거를 제시한다. 흑색종 환자들을 대상으로 한 임의적 2단계 실험의 임상자료는 다카르바진(dacarbazine)과 발효 밀배아 추출물을함께 사용하여 치료받은 환자들이 무진행 생존율(PFS)과 전반적 생존율(OS)의 측면에서 주요한 이점을 가졌음을 나타낸다. 유사하게, 대장암 연구에서 나온 자료도 발효 밀배아 추출물 치료의 이점을 주장하였다. 무진행 생존율과 전반적 생존율의 연장 외에도, 몇몇의 연구에서 발효 밀배아 추출물이 삶의 질을 향상시키는 것으로 알려졌다.

　결론: 결론적으로, 현재까지 유효한 자료들은, 암환자들이 처방전없이 살 수 있는 의료영양물질로서 발효 밀배아 추출물(AVEMAR)의사용을 정당화해준다. 미래의 화학치료법의 약물성분으로서 발효 밀배아 추출물의 효용성을 더 명확하게 하기 위해서는 통제된 대규모의 연구가 필수적이다.

22) 암치료 보조요법으로 발효 밀배아 추출물 효과

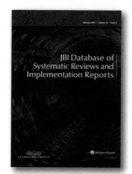

BI Libr Syst Rev. 2012;10(42 Suppl):1-12.

연구문제/목적:

이 리뷰의 목적은 혈액학적 암과 비혈액학적 암의 치료에 있어 외과수술, 화학요법, 방사능요법, 호르몬 치료와 같은 전통적 암 치료방식에 대한 부가치료 방법으로서 발효 밀배아 추출물 (Avemar)의 효과성에 대한 사용 가능한 모든 최상의 증거들을 한 자리에 모으는 것이다.

배경:

암은 사회적 함축과 영향이 큰 발생율과 유병율을 가진 공공건강 문제이다. 세계보건기구 (WHO)의 데이터는 암이 주요 사망원인이며 전체 사망의 13%가 암으로 인한 사망이라는 것을 보여준다. WHO는 중산층의 부상과, 부의 축적, 사회경제적 지위의 상승과 연관되는 라이프 스타일의 변화와 함께 폐, 간, 위, 유방, 대장암의 진단으로 앞으로 18년 안에 이 숫자가 두 배 이상으로 증가할 것으로 관측한다. 암 연구에 매년 많은 돈이 투자되고 있고 새로운 진단방법과 치료 방법들이 빠르게 진화하고 있다. 외과적 수술, 화학요법, 방사선 요법들이 가장 선두에 선 중재들이며 모두 개선된 예후적 결과와 연결되어 있다. 하지만 결과에서의 개선은 암의 유형, 단계, 암의 위치, 이행된 치료법과 치료의 타이밍과 연속성에 의해 제한을 받을 수 있다. 치료 결과의 범위가 넓고 허약해지는 부작용이 있을 수 있다. 부작용은 다음을 포함한다: 탈모, 면역력 감소, 현기증, 구토, 피로. 결과적으로 몇몇 환자들에게는 치료가 진단만큼이나 많은 걱정을 유발하는 것일 수 있다. 암 진단을 받기 전에 질병의 심각성을 깨닫거나 치료 중재의 효과와 경험을 고려하는 사람은 거의 없다. 사회 전반에 걸쳐 암에 대한 인식이 높은 수준에 이른 것은 암 진단, 암 치료와 암 진단이 이루어질 때 가족에 대한 사회적 영향과 연관된 질병 부담의 중요성을 반영한다. 암의 유병율은 친구이거나 가까운 관계의 사람이 암으로 고통을 받거나, 치료를 받았거나, 암으로 인해 생명을 잃은 경우가 아주 일상적일 정도로 높다. 죽음을 맞닥뜨렸을 때, 많은 환자들이 깊은 불확실성을 경험하며 생존 시간에 상당한 개선이 있었고 암 진단과 치료에 있어 개선된 예후가 있기는 하지만 많은 사람들이 그들의 치료 여정을 지원할 추가적인 치료를 찾게 된다. 암 환자를 위한 일반적인 대체적 치료법은 천연약물과 전통적 의학 체계를 포함한다. 이것들은 영양, 약초 치료, 중국 의학, 침술, 아유르베다, 동종요법을 포함한다. 이러한 방법에 접근하는 여정은 개인적인 것이며 전통적 치료방법이나 건강서비스에 의해 지원을 받는 경우는 극히 드물다. 이러한 많은 부가적 치료들이 수 백 년 혹은 수 천년 사용되어 온 것이긴 하지만 대부분이 양질의, 연구가 뒷받침된 증거가 부족하다. 1990년대 초반부터 Avemar 라고 불리는 발효 밀배아 추출물 (FWGE)의 연구와 사용에 대한 국제적 관심이 늘어나고 있다. Dr. Abert Szent-Gyorgyi 는 발효 맥아 제품이 암세포가 자라는 것을 막아주는 긍정적 효과가 있다는 것을 밝혔다. 영양 준비 속성들이 추가적인 연구 대상이 되고 암으로 고통을 받는 사람들을 위한 치료법으로 사용되게 되는 데는 그로부터 5년이 더 걸렸다. Avemar 는 일상적이고, 유지가능하며, 생물학적인 음식원으로부터 만들어진 단 하나의 특허를 받은 발효 밀배아 추출물로 특허를 받은 추출물의 가용성은 점점 늘어나고 있다. 몇몇 과학자들은 발효 밀배아 추출물을 MSC라고 부르기도 한다. Avemar와 연관된 연구 프로그램들은 작용의 세포 메커니즘과 안전도에 초점을 맞추어왔다. 오늘날까지 Avemar의 연구와 시험은 동물실험이나 혹은 실험실 내에서 인간 세포 라인을 가지고 하는 실험으로 이루어지는 경우가 많았다.

이 연구에서 발견된 Avemar의 속성은 다음을 포함한다: 1) 이것은 정상세포를 손상시키지 않으면서 암세포의 세포자멸을 촉진한다, 2) 암세포가 생존하기 위해 필요한 당 공급을 끊어 굶겨 죽인다, 3) 암세포가 면역체계의 목표가 될 수 있도록 암세포의 마스크를 벗긴다, 4) 비정상세포가 스스로 치료하는 것을 방지한다. 실험실에서의 세포에 대한 연구와 동물 실험들에서 나오는 고무적인 결과들은 인체에의 시도를 유도하였다. 출판된 문헌들 전반을 대상으로 한 초기 검색에서 인체에 대한 시도는 상대적으로 제한된 수준으로 수행되었고 보다 일반적인 암을 대상으로 하였다는 것을 발견할 수 있었다. 이러한 연구들은 질병의 진전을 늦추고, 화학요법, 방사선 요법과 같은 전통적 치료법을 더욱 강력하게 하며, 환자의 삶의 질을 개선하고 전통적 치료법의 부작용을 줄이거나 개선하는 데 있어Avemar의 역할이 있을 수 있다는 것을 암시한다.

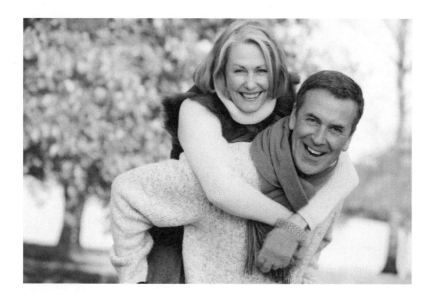

23) 발효 밀배아 추출물의 항암 효과에 대한 항 증식 효과 및 대사 억제 효과

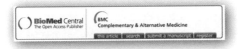

BMC Complement Altern Med. 2016
Jun 1;16:160.
doi: 10.1186/s12906-016-1138-5.

배경:

Avemar라는 상표명으로 팔리고 있는 발효맥아추출물 (FWGE)은 체외실험과 생체 내 실험 양쪽 모두에서 항암활동을 보여준다. 작용기제는 항증식과 항대사 효과로 나뉜다. 암세포 대사에 대한 영향은 추가 조사를 필요로 한다. 따라서 이 연구의 목적 중 하나는FWGE의 항대사 작용을 추가적으로 설명하려는 것이다. 항암 화합물 2,6-dimethoxy-1,4-benzoquinone (DMBQ)는 FWGE에 들어있는 주요 생물활성 화합물이며 아마도 이 물질의 항암 활동을 책임지고 있을 것이다. 이 연구의 두 번째 목적은 FWGE와DMBQ 화합물의 생체 외에서의 항증식 속성을 비교하는 것이다.

방법:

24시간의 배양을 거친 아홉 개의 인간 암세포라인에 대해FWGE의IC50 값들이 결정되었다. FWGE의DMBQ 세포농도와 같은24 µmol/l농도에서DMBQ 화합물이 사용되었다. 세포 생존능, 세포 주기, 세포 산화 환원 반응 상태, 글루코스 소비, 젖산 생산, 세포의 ATP 수준, NADH/NAD(+) 비율 등이 측정되었다.

결과:

시험대상 아홉 개의 인간 암세포라인에서FWGE의IC50 값의 평균치는 10 mg/ml였다. FWGE (10 mg/ml)와DMBQ 화합물 (24 µmol/l)은 치료를 시작한 후 24시간 이내에 세포 내 반응성 산소 종의 형성에 버금가는 세포 산화 환원 반응 상태에서의 변화로 대량의 세포 손상을 입혔다. 세포독소적이기만 한 DMBQ 화합물과는 달리 FWGE는 세포독소성에 더하여 세포분열억제제와 성장 지연 효과를 보였다. 세포분열억제제와 성장 지연 효과 양쪽은 모두 세포 주기, 세포의 ATP 수준, NADH/NAD(+) 비율에 영향을 주는 포도당 활용 장애와 연결되었다. FWGE치료에 대한 반응으로 나타나는 성장 지연 효과는 자식작용을 유도하였다.

결론:

FWGE와 DMBQ 화합물은 모두 산화성 스트레스 촉진 세포독소성을 유도하였다. 또한 FWGE는 자식작용으로 이끄는 포도당 활용 장애와 연관된 세포분열억제제와 성장 지연 효과를 보여주었으며 이러한 자식작용은 이전에는 FWGE의 암세포에 대한 작용 뒤에 숨어 전에는 알려지지 않았던 것이다.

키워드: 자식작용; 벤조퀴논; 암 세포; 세포증식 억제제; 세포독소성; FWGE; 활성산소

자식작용: 세포가 자기 자신을 먹는 현상

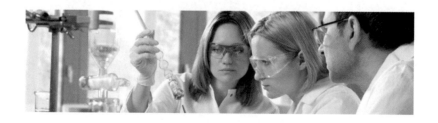

24) 아베마르 안정성·독성시험

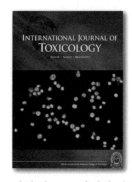

Authors :
J. T. Heimbach,Gy. Sebestyén,G. Semjén,E. Kennepohl,
Published in: International Journal of Toxicology
Release date: 2007
Article type: Review articles

"아베마르 가루약(Avemar pulvis)"은 건조상태의 말토덱스트린(maltodextrin)과 이산화규소(silicon dioxide)와 함께 수성의 발효 밀배아 추출물로 이루어진 가루로, 자연적 성분인 2,6-디메톡시 벤조퀴논(DMBQ) 200microg/g 가량을 함유할 수 있도록 표준화되었다. 본 제품의 독물학적, 임상학적 연구의 결과는 미국에서 건강기능성식품(dietary supplement ingredients)으로서 사용될 때의 안정성을 증명한다. 아베마르 가루약은 1998년부터 헝가리에서 사용되어 왔고, 헝가리뿐만 아니라 체코, 불가리아, 루마니아에서 "암환자용 의료영양물질(medical nutriment for cancer patients)"±로 승인되었다. 아베마르 가루약을 경구주입한 설치류를 급성 및 아급성 독성 시험에 이용한 **결과, 복용량(2000 to 3000mg/kg body weight [bw]/day)이 일반적으로 권장하는 경구 복용량 8.5 g/day or 121 mg/kg bw/day for a 70-kg individual)의 약 25배를 초과하였을 때에도 부작용을 나타내지 않았음을 보여준다.** 시험물질은 시험관 실험이나 생체 내 시험에서 변이원성(mutagenicity)이나 유전독성(genotoxicity)의 징후를 보여주지 않았다. 아베마르 가루약을 암환자에의 약물치료요법의 보충물(하루에 8.5g 복용)로 사용하는 임상학 연구는 독성에 대한 징후가 없음을 확인한 것뿐 만 아니라, 화학요법의 부작용이 감소 되었음을 또한 보여주었다. 종합적으로, 아베마르 가루약은 건강기능식품의 성분으로 사용되는 전제 하에 부작용을 일으키지 않을 것이라고 결론이 내려졌다.

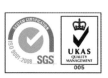

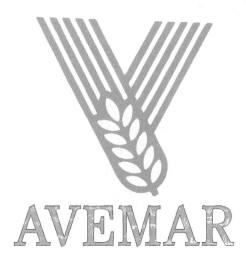

Chapter 5

아베마르의 역할과 작용기전

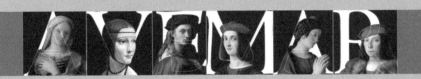

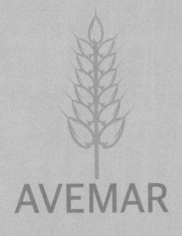

AVEMAR

Avemar는 동물 암 모델과 암 환자를 대상으로 한 인체 임상 실험 모두에서 효능이 있는 것으로 나타났지만, 암 치료에서 Avemar가 지닌 모든 잠재력을 평가하려면 인간을 대상으로 좀더 통제된 실험을 계속해야 한다. 현재까지 밝혀진 아베마르의 작용기전 메카니즘은 5가지로 요약된다.

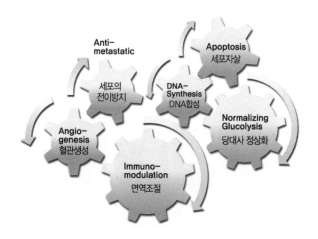

첫째 : 암세포를 자살 시킨다.

세포 스스로 죽게 하는 자연살해세포(Natural Killer cell ; NK세포), 정상세포에서 자살을 유도하는 카스파제-3 효소를 활성화 시켜 PARP(암세포DNA복구효소)를 분절 또는 절단함으로써 암세포의 복구를 방해하여 정상세포처럼 세포 자살(Apoptosis)을 유도한다. 암 세포는 인체의 모든 세포에 입력되어 있는 '죽음'(세포자살)을 거부하고 반란을 일으킨 세포이기 때문에 아베마르의 세포자살 유도 기능은 중요한 의미를 갖는다.

Avemar가 주요하게 작용하는 메커니즘은 **암세포 소멸 활동에 관여하는 세포 자살을 유도**하는 것인데 이 세포자살에 가장 중대하게 영향을 주는 것이 PARP 분절이다. 항암제를 사용하면 암세포가 손상되어 사멸하게 된다 .

효소는 손상된 암세포의 회복을 도와줌으로써 항암제 역할을 비효과적으로 만든다. 암세포 내에서 종종 발생하는 PARP 활성 증가현상은 암세포가 생존할 수 있는 메커니즘을 제공한다.

따라서 **PARP를 억제하거나 분절하는 작용은 암세포 DNA가 복구되는 것을 막고 방사선 치료를 포함한 일반적인 암 치료제의 효과를 증가시킨다.**

세포자살의 특징 중의 하나가 염색체 DNA를 분절하여 뉴클레오솜 단위로 만드는 것이다. 이 과정에서 카스파제가 DNA분해효소를 자극하여 DNA복구 효소를 억제하고 구조단백질을 파괴시킨다.

카스파제(caspase)는 효소인 동시에 암세포 자살을 자극하는 단백질인데 Avemar는 카스파제(caspase)-3 proteases를 활성화하며 그로 인하여 PARP 분절과 결과적으로 **암세포 DNA의 복구를 방지한다.**

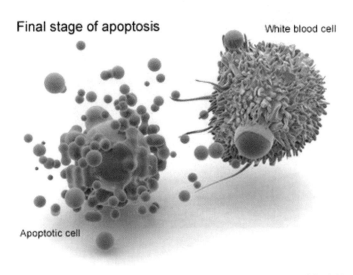

Final stage of apoptosis

White blood cell

Apoptotic cell

둘째: 백혈구 수를 증가 시켜 암세포를 제거한다.

　암세포를 괴사시키는 역할을 하는 종양 괴사인자인 TNF-(Tissue Necrotzing Facter)생산을 크게 증가시켜 대식세포를 활성화하여 암세포를 제거 시킨다. 대식세포(Macrophase)란 몸 속에 침입한 세균이나 이물질을 먹어 없애버리는 대형 아메바성 식세포를 말한다. 아베마르로 인해 암 세포를 공격하는 백혈구 수가 늘어난다는 사실은 암 치료에 상당한 효과가 있음을 뜻하는 것이다.

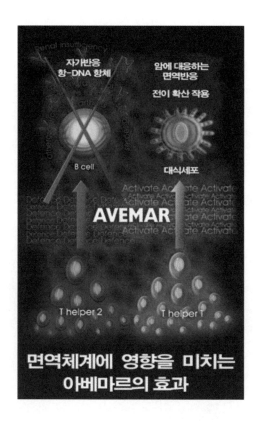

셋째 : 혈관을 통해 이동하는 암세포를 차단시킨다.

암세포는 신생혈관을 만들어서(Neo-Angiogenesis) 영양분을 공급받고 영역을 넓혀 가는데 이때 아베마르는 혈관을 통해 암세포가 이동하지 못하도록 한다. 암세포를 확산시키는 혈관은 세포 간 접착분자인 I-CAM1이 비정상적으로 낮은데 이를 현저히 증가시켜 백혈구로 하여금 암세포에 쉽게 접근하게해서 암세포를 죽인다.

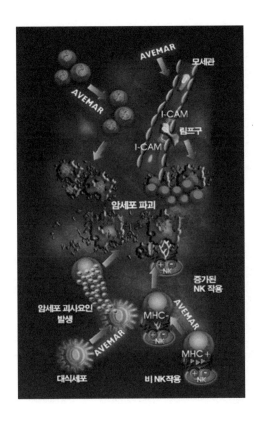

넷째 : 정상세포와 암세포를 구분하여 암세포만 공격한다.

　암세포를 쉽게 제거하지 못하는 이유 중의 하나가 그들의 생존전략인 위장술이다. 암세포는 다량의 주요조직적합유전자복합체 1종을 생산해 암세포 표면을 고농축 MHC-1주조직적합성복합체(MHC)로 포장하여 정상세포로 위장한다. 따라서 몸속의 면역세포가 정상세포와 암세포를 구분하지 못하여 암세포를 파괴시킬 수 없게 되는데 아베마르는 이 MHC-1분자의 합성을 감소시켜 자연살해세포(NK-CELL)가 암세포를 인지하고 파괴할 수 있게 한다.

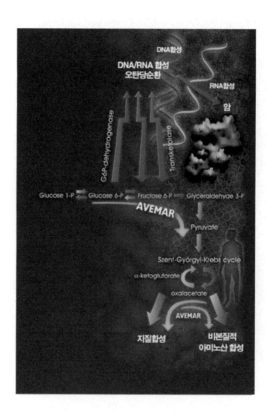

우리 몸의 방어체계는 자신의 세포들을 적이 아닌 자기로 인식한다. 핵이 있는 모든 세포의 표면에 존재하며 자기를 나타내는 일종의 세포지문과 같은 역할을 하며 신체에 침입해서 질병을 유발하는 박테리아, 바이러스, 기생충 같은 외부 물질들과 신체의 세포들을 서로 구분하는 기능을 하는 단백질을 주조직적합성복합체(MHC)라 한다.

MHC는 자기 세포에 대한 면역계의 작용성과 이식된 외래 조직에 거부반응에 관여한다. 면역체에 항원을 제공하는 단백질로서 세포표면에서 T 세포 수용체에게 항원을 제공하며 임파구과 대식세포가 서로 작용할 때도 주요한 역할을 한다.

자연살생세포(NK세포)는 암세포에 저항하여 전투를 벌이는 면역시스템의 최전선에 있다. NK세포는 MHC-1분자가 일정량 둘러싸고 있으면 이상세포를 공격할 수 없다. 암 전이 세포의 특징은 많은 양의 MHC-1 분자를 합성하여 정상세포로 위장함으로써 NK세포의 공격을 피할 수 있다는 것이다.

아베마르는 암세포의 MHC-1 분자를 합성 능력을 상당하게 감소시켜 그 위장 능력을 소멸시킴으로 NK세포가 암세포를 공격할 수 있도록 도와준다.

The Avemar effect on cellular immune response

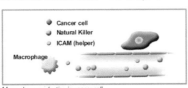

Macrophage production in cancer cell

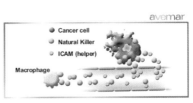

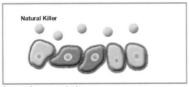

Cancer cell escape mechanism

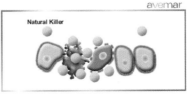

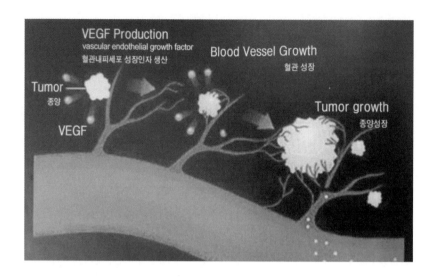

다섯째 : 암세포의 핵산 합성을 막아 암을 사멸시킨다.

세포의 핵산 합성에 사용하는 리보오스(Ribose)를 감소시키고 트랜스케톨라아제 효소(Transketolase)를 비활성화 시킴으로써 암세포를 감소시킨다, 이처럼 아베마르는 암 세포의 핵산 합성을 이중으로 방해함으로써 암 세포의 사멸을 유도 한다.

이와 같이 아베마르는 면역반응의 두 주요 부분에서 각각 다른 효과를 보이기 때문에 역으로도 효과를 얻을 수 있다. TH1 면역반응을 증가시켜 암에 대항하는 면역 구조를 활성화시키는 동시에, TH2 면역반응을 늦춤으로써 자가면역 과정을 억제하는 효과가 그것이다.

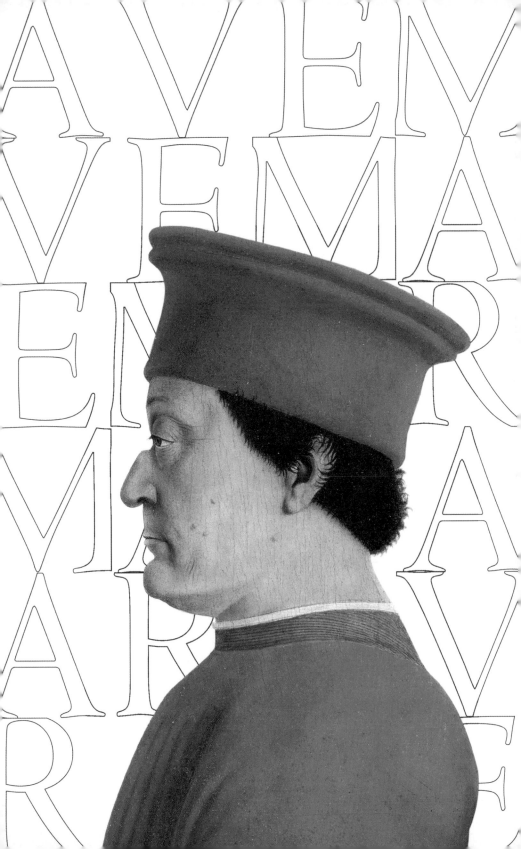

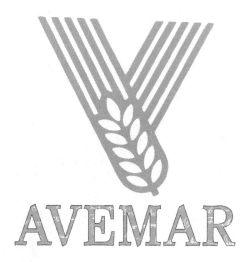

AVEMAR

Chapter 6

언론에 소개된 아베마르

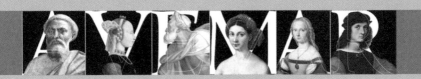

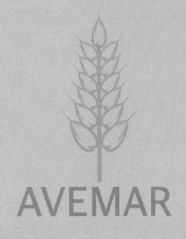

AVEMAR

2002년 / 2004년 / 2006년
미국 CNN 뉴스에서 3년에 걸쳐 대서특필한 아베마르 소개
및 인터뷰 방영. 요약분

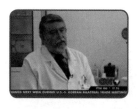

미국 CNN 방송 보도에서 대서득필된 항암제품
이 벌써 국내에서 이용가능하게 되었다. 전문가들
에 따르면 암 치료에 사용되는 **이 제품은 전통적인
암치료 요법(수술, 화학요법, 방사능치료)등과 결
합되어 투약될 경우 악성종양으로 투병중인 환자
들의 삶의 질을 향상시키고 생존기간을 연장시켜, 암에 대항할 새로운 무기로
판명될 수 있을 것이라고 한다.**

이러한 잠재력은 이 제품이 천연성분을 토대로 하고 있어 부작용이 없고 쉽
게 복용될 수 있다는 사실로 더욱 증대된다. 이 제품이 개발되었던 헝가리에서
는 이 약이 소개되고 널리 확산되기 시작한 후 수십 년 간 상승해오던 암사망률
이 떨어지기 시작했는데 이러한 암 사망률은 헝가리의 인접국들에서는 계속적
으로 증가하고 있다. UCLA대학, 세필드와 바르셀로나의 대학들, 이스라엘의
진료소들, 텔 아비브 대학, 모스크바의 Blokhin 종양 센터 그리고 제노바 대학
을 포함한 전체 약 20여 개국에 해당하는 세계 각국의 연구원들과 종양학자들
이 이 연구에 참여했다.

헝가리 의료 당국은 또한 2002년 7월 1일 Avemar를 암환자를 위한 의료 영양
제로 다음과 같은 승인 라벨과 함께 등록했다.

Avemar는 암으로 고통받고 있는 환자들이 병원에서 받는 종양치료(수술, 방사능치료, 화학요법, 면역 요법, 기타 등등)의 보조용으로 사용되도록 권장된다.'

이 결과들은 영국, 미국, 이스라엘, 스페인, 이탈리아, 러시아 그리고 마지막으로 언급하지만 실제로 아주 중요한 역할을 했던 헝가리의 연구진들의 수년간에 걸친 노력의 결실이다. 이들의 주장이 가지는 신빙성은 국제 저널들에서 나타난 이 제품에 관한 방대한 양의 출판물들에 의하여 확실해진다.

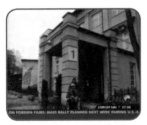

2002년 Avemar의 등록 이후 머지않아 체코 의료 당국도 또한 이 제품을 암환자를 위한 의료영양제로 등록하였고 곧이어 불가리아 당국도 이 제품을 암환자를 위한 의료영양제로 등록하고 승인하였다. 호주에서는 면역 요법에서 사용하기 위한 건강보조제품 부문으로 구분되는 한편 오스트리아에서는 국립보건부에 의해 이미 전적으로 승인되었다.

2002년 미국 CNN방송은 Avemar 프로그램에 관하여 '헝가리의 암 연구가 전환점을 맞이하였다'는 머릿기사로 첫 보도를 하였다.

또한 2002년에 미국과 스페인의 연구원들은 권위있는 분자 생물학 잡지인 '생화학지(the Journal of Biological Chemistry)'에서 지면을 많이 할애하여 기사를 실었는데 이 기사에서 그들은 Avemar 효능의 메커니즘에 공헌하는 핵심 요소 중의 한 요인을 공개하였다. 그들의 설명처럼 Avemar는 암세포의 물질 대사에 직접적인 영향을 주어 암세포가 재생되는 것과 모든 중요한 유전자 합성을 이행하는 것을 막는다.

결과적으로 종양은 더 이상 진행되지 않고 암 세포는 Avemar가 이 부위에 미친 영향에 의하여 세포 스스로 또는 인체의 암 제거 메커니즘으로 인하여 격감한다.

2003년에 여론을 주도하는 '영국 암전문지(British Journal of Cancer: 영국의 공식 암 잡지이며 암 진료에 관한 권위있는 잡지중의 하나임)'는 Avemar와 연관된 진료 연구의 우수한 결과물들을 기사로 실었다. 그것은 헝가리에서 헝가리인들에 의해 실행된 진료 실험의 결과에 관하여 이 잡지가 설립 이래 최초로 출판한 기사였다.

많은 사람들이 암 치료법에 관한한 선구적인 여론형성자로 여기는 이 잡지에 실렸던 가장 흥미로운 결과물들은 종종 국제 언론의 이목의 중심이 되곤 한다. 이 연구를 수행하였던 의학박사들은 2003년 11월 제 25회 헝가리 종양학 연구회 학술회의의 일환으로서 구성된 심포지엄에서 5년 전에 있었던 그들의 첫 보고를 회고하면서 최신 결과물들에 대하여 설명하였다. 학술회의에서 열린 기자회견에서 학회의 회장과 비서는 기자들의 앞에서 Avemar의 효능이 이미 증명되었음을 확고히 하였다.

이 사실은 모스크바에서 러시아 연구원들이 상당히 진행된 흑색종을 앓고 있는 환자들을 대상으로 한 실험에 의하여 더욱 더 입증되고 있다. 이 실험은 흑색종을 앓고 있는 환자들 가운데 Avemar를 복용한 환자들이 대조군의 환자들보다 병의 진행이나 전이 없이 현저하게 오랜 기간 생존했다는 사실을 증명하였다.

미국 CNN 방송의 보도내용은 이 주제에 대하여 국제 언론이 얼마나 주목하고 있는지를 보여주는 빛나는 사례이다.

이 보도에서 부다페스트의 Uzsoki병원(the Uzsoki Street Hospital)의 내과과장이며 수석 내과의인 Ferenc Jakab교수는 그의 병원에서 실행한 실험에 대하여 논하면서 아베마르가 포함된 치료를 거친 환자들에게서 그렇지 않은 환자들과 비교할 때 현저한 차이가 나타났음이 관찰되었다고 다시 한 번 강조하였다. (176명의 직장암 환자들이 이 실험에 참여하였으며 이들의 대부분은 3 또는 4단계가 진행 중이었으며 그들의 추적 조사기간은 평균 18.3개월이었다. 실험의 초기에 아베마르를 투약 받을 실험군에 대한 학계의 예상은 대조군의 그것보다도 좋지 않았다. 그 실험의 결과는 수술이나 방사능치료 또는 화학요법과 병행

할 때 아베마르는 세포전이의 형성을 현저하게 감소시키고 직장암 환자들의 생존 기간을 연장시킬 수 있었다.)

국립 종양 기관(The National Oncological Institute)의 기관장인 Mikl Kdirector 교수는 "이 제품은 식이영양제는 아니지만 암 치료를 위하여 등록된 매우 중요하고 새로운 치료법이다"라고 말하였다.

헝가리 의학계의 Avemar의 성공은 또한 연구와 개발에 대한 지원의 수치로도 측정될 수 있다. 국립연구기술사무소(the National Office of Research and Technology)의 부장인 ZoltSomogyi씨는 "Avemar는 헝가리인의 독창적인 발상이 꾸준한 혁신 활동을 통하여 시장에 바로 내놓을 수 있는 상품으로 발전된 바람직한 사례"라고 설명하였다. 끝으로 아베마르 프로그램의 연구 활동에 협력한 기업 단체의 새로 선출된 장(張)은 텔레비전 뉴스 채널에서 연구 뒤에 숨은 철학에 대하여 이야기하였다.

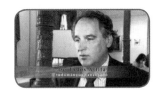

헝가리를 포함한 유럽에서 아베마르는 현재 공식 승인 라벨이 부착된 채 시판되고 있어 유일하게 처방전 없이도 살 수 있는 암환자를 위한 제품이다. 아베마르는 헝가리인에 의하여 개발된 최초의 제품으로 암의 징후가 있을 때 권장되고 그 효능이 인정되어 수십 년 동안 헝가리에서 등록되어 있었다.

또한 아베마르의 즉효 성분에 대한 연구는 이미 진행 중에 있다. 새로운 증상들을 정리하는 작업은 벌써 연구의 시작을 보았는데 그 결과물들은 지금 현재 요약과 평가를 기다리고 있는 중인데 이들 결과물에 대한 과학 기사들이 곧 나올 준비 중이며 2004년 11월 부다페스트에서 1,000명 이상이 참가하게 될 국제 추계 학술회의에서 소개될 것이다.

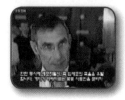

■**아나운서:** 부다페스트에서 프로그램 관계자들이 국제 보도 기관에 밝힌 바에 의하면 많은 증거에 의거해 헝가리에서 암에 의한 사망률이 줄고 있는 것은 헝가리가 주도하는 아베마르 연구 프로그램에 의한 것일 가능성이 매우 높은 것으로 밝혀졌습니다. 세계 각국에서 온 250명의 암 연구자, 종양학자, 약학자, 생화학자, 분자생물학자, 면역학자 및 화학자들은 세계에서 가장 위험한 질병중에 하나인 악성 종양의 환자들을 위해 특별한 재료로 만들어진 아베마르에 기대를 걸고 있습니다.

■**리 포 터:** 아베마르는 과연 어떤 물질입니까?

■**예휴다 소엔필드 박사 (이스라엘 텔아비브 대학병원)**
아베마르는 화학 합성물로써 주로 natural killer 세포(NK 세포)에 작용하여 면역 체계를 향상시키는 한편 동시에 세포자멸사, 즉 암세포의 죽음을 유발합니다. 게다가 아베마르는 몇몇 싸이토카인을 분비하거나 그 분비를 증진시켜 각종 암의 전이의 방지를 도와주도록 면역 체계에 영향을 줍니다.
아베마르는 밀 배아로부터 생산됩니다. 자연에서 얻은 화합물은 굉장히 효과적일 수 있다는 것은 잘 알려진 사실입니다.

■**리 포 터:** 아베마르 연구 프로그램의 선도자들은 어떻게 밀 배아를 다룰 생각을 하게 되었습니까?

■마테 히드베기 박사-(아베마르 연구 개발자 책임자)

이 아이디어는 얼베르트 센트 죄르지 교수님이 돌아가시기 전에 쓰신 연구논문에서 발전시켜 얻은 것입니다. 교수님은 노벨상을 수상한 헝가리의 유명한 생화학자셨는데 밀배아 추출물 성분이 암에 영향을 미친다는 사실에 주목하셨습니다. 우리는 그런 종류의 성분을 많이 함유한 자연 화합물, 즉 자연 추출물을 생성하길 원했습니다. 아베마르 연구는 이렇게 시작되었습니다.

■리 포 터: 뛰어난 성공을 이루어낸 아베마르 연구는 이렇게 시작되었습니다. 그렇다면 아베마르의 중요한 효과에는 어떤 것이 있읍니까?

■예휴다 소엔필드 박사-(이스라엘 텔아비브 대학병원)

아베마르만 사용했을 때는 종양이 번지는 것을 현저하게 막지만 암세포증식 억제 치료와 동시에 사용되었을 때 확실하게 전이의 형성을 억제했습니다. 즉, 아베마르는 암 치료를 대체하는 것은 아닙니다. 아베마르는 암환자들의 생존률을 현저하게 증가시켰습니다. 아베마르는 전이 형성을 크게 억제함으로써 암의 확산을 막을 수 있습니다.

말기 암 환자들에게 복용시켰을 때 아베마르는 종합적 생존 조절력을 향상시켰으며 화학치료 약물의 효과를 떨어뜨리지 않으면서 화학요법의 부작용을 낮췄습니다. 삶의 질, 성능, 암환자의 전체적 건강상태 등이 종합적으로 현저히 증가되었습니다.

다른 자연적 복합 추출물처럼 아베마르는 증식된 생물학적 작용을 보여줍니다. 아베마르의 작용은 면역학적, 항전이적, 세포독성적(암세포에), 대사적, 그리고 신호형질도입 억제적으로 분류할 수 있습니다.

이 작용들의 메커니즘은 상호 배타적이며 때로는 중복될 수도 있습니다. 종양 세포의 세포막에 있는 MHC class I 분자들의 감소는 비중식성 세포를 죽이는 NK 세포 작용을 증진시킵니다. 아베마르는 마크로파지의 항암 작용을 현저히 증진시키기도 하며 류머티스성 관절염, 루푸스병 등의 몇몇 자가면역 질환에서 현저히 자가 항체 형성을 줄이고 환자의 임상 상태를 현저히 호전시켰습니다. 이는 헝가리 연구자들이 캘리포니아 대학, 쉐필드 대학, 텔아비브 대학, 세계적으로 유명한 하다쉬 병원, 모스크바의 혈액종양 기관과 많은 의학 대학교들의 국제적 연구자들의 도움을 받아 암과의 전쟁을 성공적으로 치루고 있음을 보여주고 있습니다.

■리포터: 이 중 강도높은 임상 실험을 통한 확인만 마치면 미국, 영국 및 서방 국가들의 당국자들이 모두 놀랄 것이라고 믿습니다. 복용의 수월함과 암의 다양한 단계에 도움을 줄 수 있다는 사실 및 비교적 싼 공급으로 인해 많은 사람들이 찾게 될 수밖에 없다고 믿습니다.
의사의 동의 없이 약국이나 가게에 가서 손쉽게 살 수 있기 때문에 더욱 그렇습니다. 확인만 효과적으로 끝내고 나서는 세계적으로 많은 사람들이 사용하게될 것입니다. 아베마르가 암을 완전히 치료한다는 증거는 없으나 환자들의 상태를 확실하게 호전시킵니다.

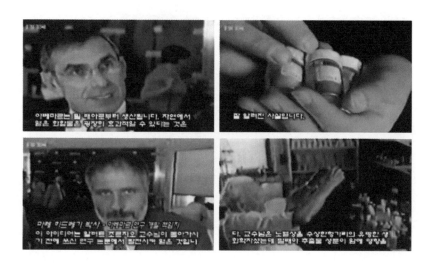

2005년 7월 1일 MBC 뉴스투데이에 아베마르가 소개되었습니다.

■**아나운서:** "밀의맥아를 발효하여 추출한 물질이 암이 번지는 것을 억제하고 항암제의 부작용을 크게 줄이는 것으로 밝혀졌습니다"헝가리의 연구성과입니다.

■**기자:** "헝가리 들판을 가득 메운 밀입니다"
이밀의 배아를 발효시켜 추출한물질 아베마르를 암환자에게 투여한결과 암치료 효과와 함께항암제 부작용을 크게 줄인다는 사실이 밝혀졌습니다. 올해 유럽 소아혈액 및 면역학회에서 헝가리 제멜바이스 의대연구팀은 22명의 소아암 환자를대상으로 임상시험한결과 발열성 호중구 감소증등 항암제 부작용이 50% 나 격감했다고 발표했습니다.

■**미클로스 가라미교수(제멜바이스의대):** 기존의 항암치료제인 세포독성치제 와 차이점은 많지만 가장 중요한 차이점은 세포독성 치료로 인한 부작용이 없 다는 것이다.

■**기자:** 세계적 의대와 헝가리의 암 수술센터3곳의 공동임상에서는 암전이억 제효과가 탁월한 것으로 나타났습니다.

■**벨로이담교수(세게드의대외과):** 인체내에서 세포의 변화를 조장해 암의 침 입에 저항하는 시스템을 구축해 나가는데 도움을 준다.

■**기자:** 아베마르는 노벨 의학상 수상학자인 센트죄르지가 지난 1982년 면역기 능 상승효과를 갖는다고 발표한뒤 이를 기초로 헝가리 국립암센터가 98년 개발 한 특허물질입니다.

이데일리 이데일리 2016.08.10.

**SKW힐링푸드, 밀배아추출물 아베마르
'리오필' 공식 수입 판매**

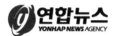 **연합뉴스** 연합뉴스 2014.07.25.
YONHAP NEWS AGENCY

**S.K.W힐링푸드, 항암치료 보조제
'아베마르' 출시**

한경BUSINESS 한경비즈니스 2014.05.30.

**암 예방하는 밀 배아 추출물,
아베마르(AVEMAR)**

한경BUSINESS 한경비즈니스 2014.05.20.

**[2014 고객이 신뢰하는 브랜드 대상]
헝가리 효소물질 '아베마르'**

서울경제 서울경제 2014.02.27.
THE SEOUL ECONOMIC DAILY

**[2014 히트예감상품]
아베마르, 아베마르**

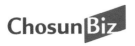

조선비즈 2015.04.30

유럽의 항암식품 밀배아추출물 아베마르,
신제품 '리오필' 출시

성공을 부르는 습관
한국경제

한국경제 2013.03.20.

항암치료 보조제 아베마르,
'국제의료기기·병원설비전시회'서 소개

월간암

월간암 2012.07.31.

암세포 자살을 유도하는 새로운 무기
아베마르

성공을 부르는 습관
한국경제

한국경제 2012.06.08.

아베마르, 포도당 흡수 막아
암세포 자살유도 효과 입증

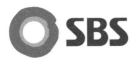

SBS 뉴스

밀배아 추출물질에 항암효과 '주목'

2013.12.31 TV.EDAILY - HELLO BIZ

https://youtu.be/WR4sc5U168E

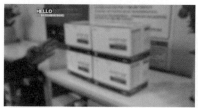
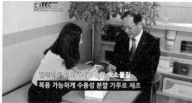
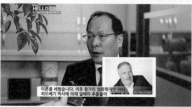
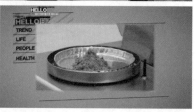

2015.4.3 MBC파워매거진

https://youtu.be/QMvmEdZyoPI   https://youtu.be/QMvmEdZyoPI

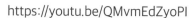
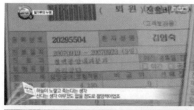
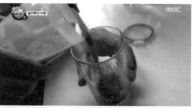
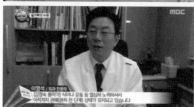
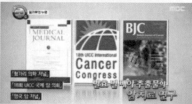

CNN NEW 2004 (korea subtitles)
https://youtu.be/dzKe7mCwqBM

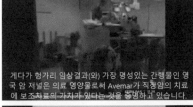

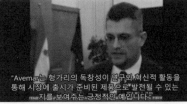

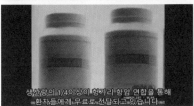

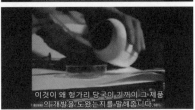

2006 (korea subtitles) 아베마르 CNN뉴스
https://youtu.be/-cltKo82AQk

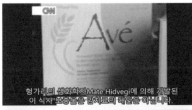

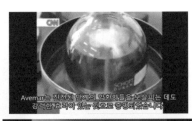

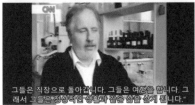

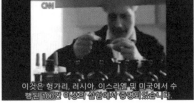

2006. avemar research program on bbc.

https://youtu.be/lg00cJ8r6ql

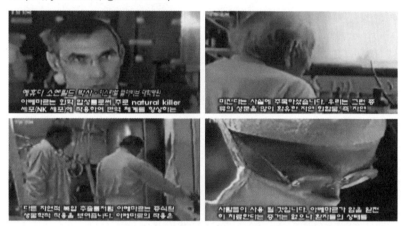

Avemar riport Novum 2015 02 21

https://youtu.be/_QJPIWTKKS4

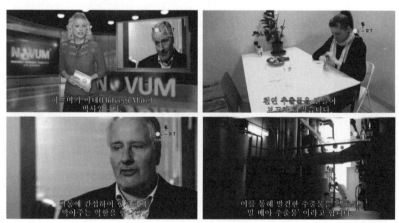

AVEMAR

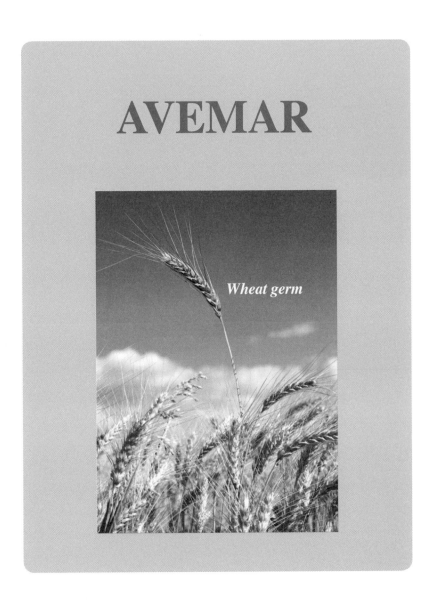

Wheat germ

암세포 자살유도 신무기
밀·배·아·추·출·물

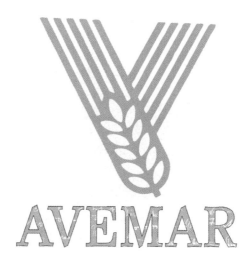

AVEMAR

Chapter 7

아베마르를 바르게 사용하기 위한 Q&A

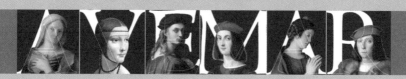

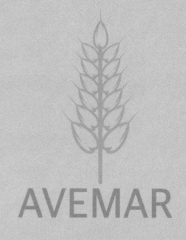

AVEMAR

AVEMAR

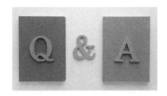

Q 아베마르가 무슨뜻인가?

A 기적을 일으키는 중재자로서 성모마리아를 찬양하는 뜻으로 아베마리아 이며 헝가리어로 아베마르(AVEMAR)"신께 감사합니다"라는 뜻입니다.

아베마르가 의약품인가? 건강식품인가?

Q **A** 헝가리에서 1986년에 건강식품으로 판매 되었으나 지속적인 효능이 검증 되고 뛰어난 효과를 입증되어 2002년에 "암환자용 특수의료영양물질로 (Special nutriment for cancer patients)"승인 되었습니다.

독성과 부작용이 없어 건강식품으로, 암치료에 효과적인 성과로 의약품으 로 승인되어 헝가리의 보건복지부에서 인정하는 헝가리의 대표 명약으로 알려져 있습니다.

이후 헝가리에서 아베마르가 확산되기 시작한후 수십년간 상승해오던 암 사망율이 현저하게 떨어지는 결과를 나타내어 전세계의 주목을 받게 되었 고 암환자의 새로운 희망으로 소개되었습니다.

Q 아베마르 임상 입증기관과 어디에서 연구되고 있습니까?

A EORTC(유럽암연구/치료기구)의WHO(세계보건기구)의GCP(미국FDA임 상시험관리기준),GLP(안전성시험 관리기준), 세계적인 과학학술지 네이

What are
the common
side effects
of the oncological
treatments

Hair loss, or thinning hair

Vomiting

Nausea

Cahexia — excessive loss of weight

Diarrhoea, constipation

Fertility and sexuality problems

Fatigue

Avemar as a dietary supplement used parallel with conventional cancer treatments aids the recovery of cancer patients and reduces the side effects of conventional therapy.
People often report improvements in appetite, energy and daily activity within 3 weeks after first taking Avemar. Clinical studies have shown that the eventual improvements in terms of blood markers, CT scans, MRI's images might occur after 3 months.

쳐(nature), 미국 국제생화학 학회지 JBC 임상발표, 영국암학회 임상발표, 헝가리 국립암쎈타 임상등에서 인증 하였습니다.
135건 이상의 임상논문 (29개 의료기관에서 1200명 이상의 환자)이 간행되었습니다.

특허 : 헝가리(PCT/HU98/00077)-의약품으로 등록(2002. 7)
　　　 미국(US, 355, 474), 유럽연합 (EP98940433. 3),
　　　 유라시아(구소련200000212), 한국특허출원(10-2000-7001459),
　　　 기타 전세계 20여개국 특허 출원 되었습니다.

Q 아베마르의 안전성 입증은?

A WHO(세계보건기구)의 안전성시험관리기준(GLP) 미국FDA임상시험관리기준(GCP)의 독성시험에서 무독성으로 판정되었습니다..
아베마르 권장복용량의 약 25배를 초과하여 복용 할때에도 부작용을 나타내지 않았습니다.

Q 아베마르(MSC)의 개발배경은?

A 아베마르(AVEMAR)는 비타민C의 발견으로 유명한 헝가리의 노벨 생리 의학상 수상자인 얼베르트 센트 죄르지(Albert von Szent-Gyorgyi Nagyrapolt)가 1982년 자신의 논문에서 발효시킨 밀 배아가 면역증진 효과를 갖는다고 발표하였고 그리고 그는 사람에 대하여 "Methoxysubstituted benzoquinone" 이 제공하는 항암작용의 가능성을 제시하였습니다.

센트죄르지 박사는 강한 독성을 가진 화합물을 사용하여 암세포를 치료하는 항암제와 달리 부작용없는 안전한 치료법 개발을 목표로 하였습니다.

암세포가 비정상적으로 증식을 억제하는것에 주목하였고 연구를 거듭하여 기존항암제와 달리 암세포의 대사 이상에 주목하고 증식을 억제하는 물질을 발견하게 되었습니다.

그것은 밀의 씨눈인 밀배아에서 퀴논 종류가 암세포의 증식을 억제하는 작용을 발견하였습니다. 항암작용을 더 높이기 위해 밀배아에 효모를 먹여 발효시켜 항암작용을 더 크게 활성화 시켰습니다. 강한 독성을 사용하지 않고 우리몸의 면역체계를 활용한 최신 면역항암제와 면역세포치료법이 센트죄르지박사의 연구와 동일한 작용기전으로 연결되어 최근 새롭게 주목 받게 되었습니다.

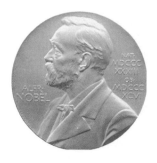

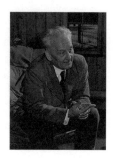

Q 아베마르(MSC)의 작용기전은?

A A. 암세포의 소멸

1)아베마르는 종양세포에 대항하여 암세포를 파괴하는 역할을하는 가장 중요한 사이토카인(cytokines)중에 하나인 종양괴사인자(TNF-알파)의 생산을 현저하게 증가시킵니다.

2)l-CAM1 단백질 합성의증가

아베마르는 l-CAM1 단백질합성을 증가시켜 세포 항암면역을 증강합니다.

3)MHC1 분자의 하향조정

암세포의 일반적인 특징은 MHC1(주조직접합체)분자를 생산하여 일반세포처럼 위장하여 NK세포로부터 공격을 피합니다. 하지만 아베마르가 암세포의 위장능력을 제거하여 NK세포가 암세포를 파괴하게 만듭니다.

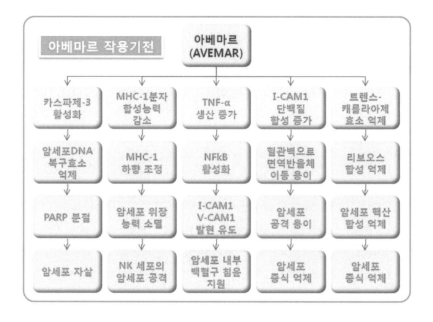

B. 암예방효과

암진행억제와 암세포의 생존환경을 나쁘게하여 암예방효과가 있습니다.

C. 암세포의 대사에서 아베마르의 작용

아베마르는 종양세포에서 핵산을 만들도록 하는데 중요한효소(G6PDH와 Transketolase)를 차단함으로 인해 종양의 성장과 분화를 억제시켜 죽도록 만듭니다. 이런 작용은 백혈병이나 일부 위암치료제로 알려진 글리벡과 비슷한 기전이기도 합니다.

방사선 치료와 화학적 치료물질은 핵산염(nucleotides)의 구조에 직접적으로 작용하지만 아베마르는 간접적으로 같은 효과를 보였습니다. 이것은 아베마르와 전이의 확산을 억제하는 화학적 치료 물질사이에 상승효과가 있음을 보여줍니다. 항암치료와 방사선치료와 병행 투여시 더높은 치료성과를 예상할수 있습니다.

Q 어떤암에 임상실험 하였나요?

A 임상실험은WHO의 GCP기준에 따라 진행하였으며 악성종양환자가 참여하였습니다.

유방암, 폐암, 흑색종, 대장암, 직장암, 결장암,머리와 목의신생물종양(neoplasm),구강종양,혈액학적인악성,간암,방광,위암,소아암등에 임상실험하였습니다.

이약품은 세계200명의 연구가와 의사가 검사한 것입니다. 이 특별한 약은 대장암과 소장암 환자들의 생명을 연장시켰습니다.

그리고 유방암,위암,피부암,후두암환자 들에게서 긍정적인 결과를 거두었으며 가장 큰 효과는 간암환자들과 비뇨기 암환자들에게서 였습니다. 동물시험에서 아베마르 만으로도 폐암, 흑색종, 직장암의 전이를 명백하게 억제하였습니다.

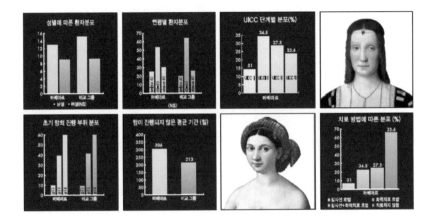

Q 아베마르는 어떤 사람에게 사용하며 효과를 볼수있나요?

A 암환자들을 위한 약으로 등록 되었습니다 암환자에게 추천합니다.
헝가리를 포함한 유럽에서는 공식승인라벨이 붙어있는 의약품으로 사용되며 독성과 부작용이 없는 제품으로 유일하게 처방전 없이도 살수있는 암환자를 위한 특수의료영양제 입니다.

Q 어떤 시기에 사용하면 효과적이며 언제까지 복용하는가요?

A 암치료의 모든 단계에 적용가능합니다.
악성 종양 임상 종양학 치료 (수술, 화학요법, 방사선 요법, 면역 요법 등)이있는 환자의 보조제로 추천합니다.
수술전후 및 재발, 전이되거나 기관에 확산되어 새로운 암을 만들어내는 환자 및 암의 예방에 추천합니다.
Avemar는 치료전이나, 치료중, 치료 완료 후에 지속적으로, 중단없이 적용하는 것이 좋습니다.

Q 전통적인 항암제와 방사선치료와 병행하나요?

A 전통적인 암 치료요법(수술, 화학요법, 방사능치료)등과 결합되어 투약할 경우 악성종양으로 투병중인 환자들의 삶의 질을 향상시키고 생존기간을 연장시켜, 암에 대항할 새로운 무기로 판명되었습니다.

Q 이미 재발로 암전이가 형성된 사람들은 어떤가요?

A 정기적인 복용으로 암세포들을 파괴하고 전이되는 것을 막는 면역체계에 효과가 있고 이런 경우에도 환자의 생명이 연장되고 훨씬 향상된 삶의 질을 누리게 됩니다.

암환자 외에 어떤 환자가 복용하나요?

류마치스성 관절염 루푸스병같은 자가면역질환 환자에도 부작용없이 치료효과가 증명되었으며 건강한 사람이 건강유지의 목적, 암예방의 목적으로 드셔도 유리합니다.

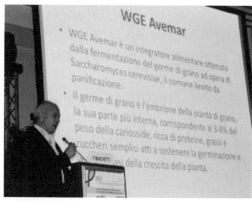
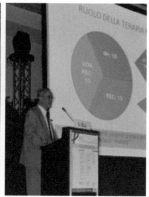

Q 부작용과 주의사항(INDICATIONS)은?

A 알르레기 체질은 함유된 성분을 확인후 섭취하여 주십시오.

임신,수유기간 동안에는 드시지 마십시오.

장기 또는 조직이식을 한 경우 드시지 마십시오.

부작용에 관련한 자료는 없었으나 드문 경우 설사,메스꺼움, 헛배부름, 묽은 변, 변비, 어지러움을 포함한 가벼운 부작용이 보고 되었습니다. 방사선 진단 검사시 소화 장기의 바륨-황산엽 복용시 2일간은 섭취하지 않는 것이 좋습니다.

(바륨이나 특수 조영제는 방사선 비 투과성으로 검사의 정확도를 높이기 위해 사용하기 때문에 아베마르 체내 흡수를 떨어집니다.)

Q 아베마르와의 상관관계가 있는것은?

A 아베마르의 효능을 중대시키기 위해서는 고용량의 비타민C가 함유된 물질을 섭취 할 때엔 2시간의 시간 간격을 두는 것이 좋습니다.

다른 약을 복용하고 있는 환자의 경우 아베마르는 다른 의약품과 치료물질에 영향을 줄 수 있기 때문에 아베마르와 2시간의 간격을 두는 것이 아베마르의 효과를 증대 시킬수 있습니다.

Q 아베마르의 주원료 내용물과 생산과정은?

A 발효된 밀 배아 추출물 95.53% ,천연 오랜지향 4.11%,

스테비아추출물 0.36%

아베마르는 밀배아를 생화학 처리한 효소 제품이며 적합한 미생물학적 순도를 위해 냉동건조 방식으로 이온에너지 처리하여 제품의 효과가 오래 유지됩니다. 이오나이징 에너지로 살균 처리 시킨 상태입니다.

(영국 SGS : ISO 9002 품질보증)

연도별 생산과정

2010년 | 2005 과립제품 열풍건조 1포 17g (원재료5.5g/부원료11.5g)

2013년 | 고급 필름 코팅 정제 열풍건조 1회 10정1040g (원재료5.5g/부원료1034g)

2014년 | 새로운 동결 건조물 신제품 1포 5.75g (원재료5.5g/부원료0.25)

새롭게 제조된 신제품 아베마르 리오필은 냉동건조 방식으로 최신 제조 기술로 쉽고 빠르게 몸에 흡수되며 영양분의 파괴가 전혀 없이 성능을 향상시킨 신제품 입니다.

또한 제품의 보존이 쉬워져 첨가제 및 부원료를 제거하여 소량의 오렌지향과 스테비아추출물로 맛을 개선하여 먹는것에 거부감이 사라졌습니다.

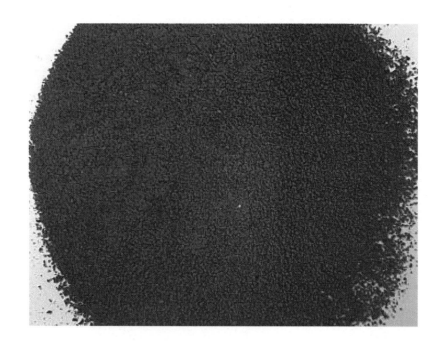

Q 아베마르 복용방법및 보관방법은?

A **비타민이 함유되지 않은 비탄산 음료와 같이 복용할 수 있습니다.**

하루에 1~2포 시간에 구애 받지 않고 드셔도 됩니다. 그러나 효과를 중대하기 위해서는 식전 1시간 전에 드시는 것이 좋으며 환자의 몸 상태에 따라 복용 횟수를 늘려 드시면 더 효과적입니다.

위장 장애가 있으신 분은 식후에 드시는 것을 권하며 1회 분량(5.75g)을 2회로 나누어 드셔도 됩니다.

차고 건조한곳에 5-15도씨 사이의 냉장 보관할 것.

아베마르는 발효제품으로 15도씨 이상의 온도에 장시간 노출되면 제품이 손상됩니다. 제품관리가 철저히 하는 곳에서 구매하여야 하며 배송시 아이스박스에 얼음팩을 넣어 온도 유지하여 안전하게 배송하여야 합니다.

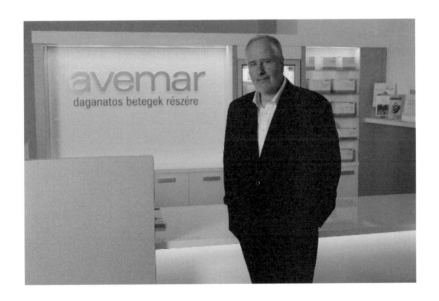

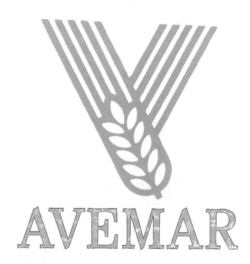

Chapter 8

아베마르 부작용과 주의사항 (INDICATIONS)및 복용지침

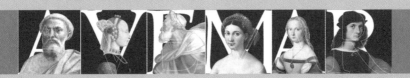

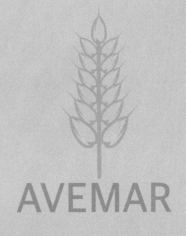

AVEMAR

유럽 여러 나라에서는 암환자를 위한 특수의료목적의 의약품으로 판매되는
상품으로 헝가리 원제품 박스에 표기된 내용의 번역자료

▶ avemar 아베마르

▶ for cancer patients 암환자를 위한

▶ dietary food for special medical purposes 특수 의료목적 식품

표시사항은 특수 의료목적 식품에 대한 유럽위원회지침 1999/21/EC에 따른 것입니다.

참고

- 아베마르 리오필리제이트(온코마르)는 암환자들의 임상 암 치료(수술, 방사
  선 요법, 화학요법, 면역 요법 등)에서 보조제로 권장됩니다.
- 암 치료 전이나 치료 중, 혹은 치료가 완료된 후 중단 없이 아베마르 리오필
  복용을 권장합니다.
- 아베마르 리오필은 악성 질환의 어느 단계에서나 복용 가능합니다.
- 수술 후에는 최소 4일 동안 혼자서 합병증 없이 음식을 섭취할 수 있을 때, 아
  베마르 리오필 복용을 시작할 수 있습니다.

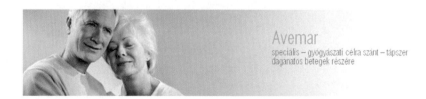

Avemar
speciális – gyógyászati célra szánt – tápszer
daganatos betegek részére

부작용

- 무른변(soft stool), 배탈(unsettled stomach) 혹은 멀미(nausea)는 매우 드물게 나타나는 아베마르 리오필 부작용입니다.

복용금지

- 임신 중이거나, 모유 수유 중에는 복용을 금합니다.
- 장기이식이나 조직이식을 받는 환자들에게는 복용을 엄격히 금합니다.
- 출혈 미란(bleeding erosions)과 위장관의 궤양(위궤양 및 십이지장궤양), 장염/대장염(위장관의 심한 염증), 혹은 흡수장애 증후군(흡수의 심각한 장애)을 겪고 있는 환자들은 섭취하면 안됩니다.
- 글루텐 과민성 장질환(복강 스프루우) 환자도 복용을 금합니다.
- 과당 불내증(fructose intolerance) 혹은 제품의 원료나 구성물에 과민반응하는 환자들에게도 복용을 금합니다.

타 약물 복용 시 주의점

- 만약 환자가 비타민 C를 복용한다면, 아베마르 리오필(온코마르)는 비타민 C 함유 조제품을 섭취하기 2시간 전이나 후에 복용해야 합니다.
- 다른 약물을 복용하는 시간을 피해서 아베마르 리오필(온코마르)를 복용하는 것이 도움이 됩니다.

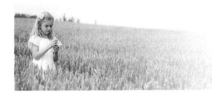

A legnemesebb cél
szolgálatában Hidvégi Máté arra tette fel az életet, hogy
találmányaival másokon segítsen.

주요사항

- 본 제품은 암 치료시 약물의 대체용이 아닙니다!
- 본제품은 발효식품으로 온도에 민감하여 반드시 냉장보관(5~10도)유지하여야 합니다.
- 본 제품은 의학적 지시 하에 사용해야 합니다!
- 본 제품은 단독적인 영양공급원으로의 복용으로는 적합하지 않습니다.
- 조영물질(contrast material)을 섭취해야 하는 검사의 경우, 담당의사의 지시에 따르십시오.
- 당뇨환자들은 제품의 탄수화물 함유량을 고려하여 복용하실 수 있습니다.

보관방법

- 서늘하고 건조한 곳에 냉장 보관하십시오.
- 15°C 이하의 온도에서 보관하는 것을 권장합니다(냉장 보관 권장). 냉동보관할 필요는 없습니다.
- 아베마르는 미생물학적 안전성을 확보하기 위하여 이온화 에너지를 이용하여 냉동 건조방식으로 조제 되었습니다.

복용방법

1회분 제조법:

- 아베마르 리오필 1포(5.75g)를 잔(쉐이크)에 넣습니다.
- 100-200ml의 생수를 넣고 잘 섞은 후 완전히 녹은 다음 모두 섭취합니다.
- 30분 이내에 섭취해야 합니다. 남은 내용물은 폐기하십시오.

복용:

- 체중 70kg 미만 성인의 경우 위와 같이 조제하여 하루에 1~2회 복용을 권장합니다.

- 암 예방을 목적으로는 하루1포 복용하며 치료나 재발 전이예방으로는 하루 2포 (아침1포, 저녁1포)복용합니다.
- 아베마르 리오필은 식사 약 1시간 전에 복용해야 합니다.
  체중 80kg 이상 환자의 경우 하루에 3회분 복용합니다(아침 1포, 점심1포, 저녁 1포)

아베마르 안전성

일반적으로 권장하는 경구 복용량 8.5 g/day 의 약 25배를 초과하였을 때에도 부작용을 나타내지 않았음

사용 전에 상자 안에 있는 제품세부사항을 읽어주시기 바랍니다.

등록번호: 1100/2009 OETI

제품번호: 상자 하단에 표기

유효기간: 상자 하단에 표시된 달(month)의 마지막 날까지

제조업체/유통허가보유업체: Biropharma Kft.

회사주소: H-6413 Kunfeherto, IV. korzet 6., Hungary

www.biopharma.com

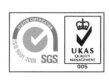

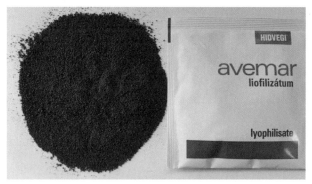

아베마르 리오필 영양성분

영양성분		아베마르 리오필리제이트 (온코마르) (100g)	1회분 (5.75g)
에너지	kJ	1435	83
	kcal	338	19
단백질	g	44.9	2.6
탄수화물	g	38.2	2.2
지방	g	0.6	0
무기물 미량원소	g		
칼륨	mg	3700	213
인	mg	2400	138
마그네슘	mg	1030	59
아연	mg	32	1.8
철분	mg	22	1.3
크롬	µg	34	2.0
비타민			
B5(판토텐산)	mg	5.9	0.34

재료

■ 발효 밀배아 추출물(1포/5.75g) 천연오렌지향, 과당: 스테비아 일반 추출(스테비올 배당체: 19.4 mg / 1회분).

■ 아베마르 리오필의 주원료는 생물공학적 과정을 통해 제조된 고급 품종의 밀배아추출물 입니다.

■ 아베마르 리오필은 미생물학적 안전성을 확보하기 위하여 이온화 에너지를 이용하여 조제되었습니다.

■ 영양구성수치는 원산지 제품의 데이터 변동에 의해 달라질 수 있습니다.

아베마르 리오필 원재료 성분 배합비율

COMPOSITION CERTIFICATE

Confidential. Property of Biropharma Ltd. Only for registration of the product!

Composition Calculated in %:

Name of product	Freeze dried FWGE concentrate (Avemar lyophilizate)	
Category	Dietary food	
Composition	Fermented wheat germ extract solids	95.53 %
	Orange flavors, natural	4.11 %
	Stevia standard extract, 97 % Rebaudiosid A content	0.36 %
Manufacturer	Biropharma Ltd. H-6413 Kunfehértó, IV. körzet 6.	

- 발효된 냉동건조 밀배아추출물 95.53%
- 천연오랜지향 4.11%
- 스테비아 추출물 0.36%

  **아베마르 리오필의 주원료는 생물공학적 과정을 통해 제조된 고급품종의 밀
  배아 추출물입니다.**

주의

아베마르를 매일 섭취하는 것을 강력히 권장합니다(수 개월 동안 매일).

꼭 주의해야 할 것은...

- 요즘 해외직구가 유행하여 다른 나라에서 주문하는 것을 선택하는 경우에는
  유통기한 보관 상태를 확인하여야 하며 섭씨5~10도를 10일 정도 유지하는
  조건으로 배송하여야 합니다. (해외배송은 제품 관리 상태와 확인이 어렵고
  국내 통관에도 문제가 발생되어 어려움이 발생하고 있습니다)
- 아베마르 제품은 저온에서 이온화처리된 상품이라 냉장 유지한 상태로 보관 유
  통하기에 제품이 특별하게 포장되고 발송 되어야 한다는 점을 주문할경우 확실히
  하십시오. 그렇지 않으면, 효과가 없는 아주 비싼 밀가루로 끝날지도 모릅니다.

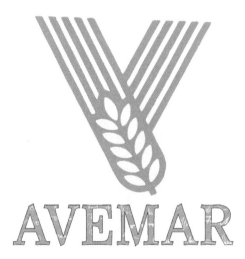

Chapter 9

아베마르 특허증 및
임상연구센터

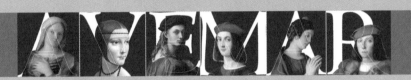

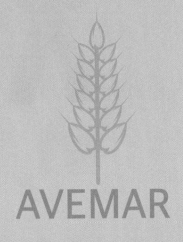

AVEMAR

미국특허증

특·허·내·용 - 발효된 밀배아 추출물의 면역증강 및 전이억제

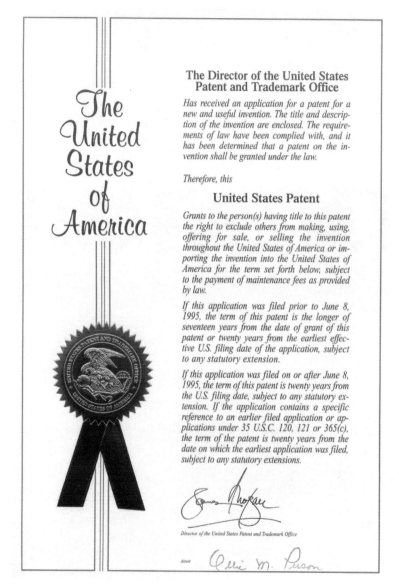

The Director of the United States Patent and Trademark Office

Has received an application for a patent for a new and useful invention. The title and description of the invention are enclosed. The requirements of law have been complied with, and it has been determined that a patent on the invention shall be granted under the law.

Therefore, this

United States Patent

Grants to the person(s) having title to this patent the right to exclude others from making, using, offering for sale, or selling the invention throughout the United States of America or importing the invention into the United States of America for the term set forth below, subject to the payment of maintenance fees as provided by law.

If this application was filed prior to June 8, 1995, the term of this patent is the longer of seventeen years from the date of grant of this patent or twenty years from the earliest effective U.S. filing date of the application, subject to any statutory extension.

If this application was filed on or after June 8, 1995, the term of this patent is twenty years from the U.S. filing date, subject to any statutory extension. If the application contains a specific reference to an earlier filed application or applications under 35 U.S.C. 120, 121 or 365(c), the term of the patent is twenty years from the date on which the earliest application was filed, subject to any statutory extensions.

Director of the United States Patent and Trademark Office

Attest

아베마르 임상 연구센터

USA

Bastrop
- Michale E. Keeling Center for Comparative Medicine and Research at University of Texas M.D. Anderson Cancer Center, Bastrop, Texas, USA

Los Angeles
- UCLA Center for Human Nutrition, Los Angeles, California, USA
- Simms/Mann-UCLA Center for Integrative Oncology, Harbor-University of California at Los Angeles, California, USA
- Harbor-University of California at Los Angeles (UCLA) Research and Education Institute, UCLA School of Medicine, Torrance, California, USA

Miami
- Department of Medicine, Division of Hematology/Oncology, University of Miami, Florida, USA

New York
- Departments of Microbiology and Immunology and Medicine, Albert Einstein College of Medicine, (Bronx) New York , USA

Virginia
- J Heimbach LLC, Port Royal, Virginia, USA

Canada

Alberta
- (Write-Tox Consulting) Spruce Grove, Alberta, Canada

Australia

Brisbane
- School of Biomedical Sciences, The University of Queensland, Brisbane, Australia

Korea

Seoul
- Ewha Womans University College of Medicine, Seoul, Korea

Italy

Carrara
- Artificial Nutrition Unit, Carrara, Italy

Catania
- Department of Experimental and Clinical Pharmacology, University of Catania, Catania, Italy

Genova
- Clinical Nutrition Unit, Azienda Ospedaliera Universitaria San Martino, Genova, Italy
- Dietetics and Clinical Nutrition Unit, University-Hospital San Martino, Genova, Italy
- Department of Haematology, University-Hospital San Martino, Genova, Italy

Lecco
- Clinical Nutrition Unit, Ospedale di Lecco, Lecco, Italy

Limbiate
- Avemar Research Group, Limbiate, Italy

Milan
- Clinical Epidemiology and Biostatistics, Haematology Department, Ospedale Niguarda, Milan, Italy
- Department of Hematology, Niguarda Ca' Granda Hospital, Milan, Italy
- Biostatistics Unit, Associazione Malattie del Sangue, Hospital Niguarda Ca` Granda, Milan,Italy

Roma
- Institute of Pharmacology, Universit Cattolica del Sacro Cuore, Roma, Italy

Torino
- Clinical Nutrition Unit, Ospedale Evangelico, Torino, Italy

Vicenza
- Clinical Nutrition Unit, Ospedale di Montecchio Maggiore, Vicenza, Italy

UK

Sheffield
- Functional Genomics Group, Division of Genomic Medicine, University of Sheffield, Royal Halamshire Hospital, Sheffield, United Kingdom

Germany

Halle/Saale
- Department of Hematology/Oncology, Martin-Luther-Universitat Halle-Wittenberg, Halle/Saale, Germany

Russia

Moscow
- Melanoma Unit, Department of General Surgery, Moscow, Russia
- Department of New Anticancer Drug Investigation, Moscow, Russia
- Department of Medical Statistics, N.N. Blokhin Cancer Research Center, Russian Academy of Medical Sciences, Moscow, Russian
- Department of General surgery, N.N. Blokhin Cancer Research Center, Russian Academy of Medical Sciences, Moscow, Russian

Israel

Tel-Hashomer
- Center for Autoimmune Diseases, The Chaim Sheba Medical Center, The Sackler Faculty of Medicine, Tel-Aviv University, Tel- Hashomer, Israel
- Department of Medicine 'B', Center for Autoimmune Diseases, Sheba Medical Center, Tel-Hashomer, Israel
- Department of Medicine 'B', Sackler Faculty of Medicine,Tel-Aviv University, Sheba Medical Center, Tel-Hashomer, Israel;
- Department of Medicine C, Sheba Medical Center, Sackler Faculty of Medicine, Tel-Aviv University, Tel-Hashomer, Israel

Spain

Barcelona
- Department of Biochemistry and Molecular Biology, Institut d' Investigacions Biomediques August Pi i Sunyer (IDIBAPS), University of Barcelona, Barcelona, Spain
- Department of Biochemistry and Molecular Biology, CeRQT-PCB, Barcelona, Spain
- Department of Peptide and Protein Chemistry, Institute for Chemical and Environmental Research (IIQAB-CSIC), Barcelona, Spain

Austria

Vienna
- Institute of Cancer Research; and Institute of Clinical Pathology, Medical University of Vienna, Vienna, Austria
- Clinical Institute of Medical and Chemical Laboratory Diagnostics, Medical University of Vienna, General Hospital of Vienna, Vienna, Austria
- Institute of Clinical Pathology, Medical University of Vienna, General Hospital of Vienna, Vienna, Austria
- Department of Medicine I, Division of Cancer Research, Medical University of Vienna, Vienna, Austria
- Department of Clinical Pharmacy and Diagnostics, Faculty of Life Sciences, University of Vienna, Vienna, Austria

Hungary

Budapest
- Korányi National Institute for Tubercolosis and Pulmology, Budapest, Hungary
- Deparment of Biochemistry and Food Technology, Budapest Universty of Technology and Economics , Budapest, Hungary
- 1st Institute of Pathology and Experimental Cancer Research, Semmelweis University Budapest, Hungary
- Central Food Research Institute, Budapest, Hungary
- 2nd Department of Internal Medicine, Semmelweis University, Budapest, Hungary
- Department of Surgery and Vascular Surgery and Budapest Center of Onco- Radiology, Uzsoki Teaching Hospital, Budapest, Hungary
- National Institute of Haematology and Immunology, Budapest, Hungary
- National Institute of Oncology, Budapest, Hungary
- Jewish University, Budapest, Hungary
- National Institute of Chemical Safety, József Fodor National Center for Public Health, Budapest, Hungary
- Veterinary Medical Research Institute of the Hungarian Academy of Sciences, Budapest, Hungary
- Szent István University, Faculty of Veterinary Science, Budapest, Hungary
- Central Veterinary Institute, Budapest, Hungary
- 2nd Department of Pediatrics, School of Medicine, Semmelweis University, Budapest, Hungary
- Biometric Unit, School of Medicine, Semmelweis University of Medicine, Budapest, Hungary
- Fourth Department of Rheumatology, National Institute of Rheumatology and Physiotherapy, Budapest National Institute of Oncology, Budapest, Hungary
- Department of Otorhinolaryngology, Head and Neck Surgery, Semmelweis University, Budapest, Hungary
- Department of Pharmacology and Toxicology, Faculty of Veterinary Science, Szent Istvan University, Budapest, Hungary
- Department of Public Health, Faculty of Medicine, Semmelweis University, Budapest, Hungary
- National Institute of Rheumatology and Physiotherapy, Budapest, Hungary

참조 문헌

1. Jemal A, Siegel R, Ward E, et al. Cancer statistics, 2006. CA Cancer J Clin. 2006;56(2):106-130.
2. National Cancer Institute. Cancer topics: Types of treatment. Available at: http://www.cancer.gov/cancertopics/treatment/types-of-treatment. Accessed January 29, 2007.
3. Hann DM, Baker F, Roberts CS, et al. Use of complementary therapies among breast and prostate cancer patients during treatment: a multisite study. Integr Cancer Ther. 2005;4(4):294-300.
4. Cosgrove DJ, Daniels DG, Greer EN, Hutchinson JB, Moran T, Whitehead FK. Isolation of methoxy-and 2:6-dimethoxy-p-benzoquinone from fermented wheat germ. Nature. Jun 7 1952;169(4310):966-967.
5. Hidvegi M, Raso E, Tomoskozi-Farkas R, et al. MSC, a new benzoquinone-containing nat-ural product with antimetastatic effect. Cancer Biother Radiopharm. 1999;14(4):277-289.
6. Pethig R, Gascoyne PR, McLaughlin JA, Szent-Gyorgyi A. Interaction of the 2,6-dimethoxysemiquinone and ascorbyl free radicals with Ehrlich ascites cells: a probe of cell-surface charge. Proc Nat Acad Sci USA. 1984;81(7):2088-2091.
7. Boros LG, Nichelatti M, Shoenfeld Y. Fermented wheat germ extract (Avemar) in the treatment of cancer and autoimmune diseases. Ann NY Acad Sci. 2005 Jun;1051:529-542.
8. Hidvegi M, Raso E, Tomoskozi Farkas R, Lapis K, Szende B. Effect of MSC on the immune response of mice. Immunopharmacology. 1999;41(3):183-186.
9. Comin-Anduix B, Boros LG, Marin S, et al. Fermented wheat germ extract inhibits gly-colysis/pentose cycle enzymes and induces apoptosis through poly(ADP-ribose) poly-merase activation in Jurkat T-cell leukemia tumor cells. J Biol Chem. Nov 29 2002;277(48):46408-46414.
10. Boros LG, Lapis K, Szende B, et al. Wheat germ extract decreases glucose uptake and RNA ribose formation but increases fatty acid synthesis in MIA pancreatic adenocarci-noma cells. Pancreas. 2001;23(2):141-147.
11. Marcsek Z, Kocsis Z, Jakab M, Szende B, Tompa A. The efficacy of tamoxifen in estro-gen receptor-positive breast cancer cells is enhanced by a medical nutriment. Cancer Biother Radiopharm. 2004;19(6):746-753.
12. Illmer C, Madlener S, Horvath Z, et al. Immunologic and biochemical effects of the fer-mented wheat germ extract Avemar. Exp Biol Med (Maywood). 2005;230(2):144-149.
13. Fajka-Boja R, Hidvegi M, Shoenfeld Y, et al. Fermented wheat germ extract induces apoptosis and downregulation of major histocompatibility complex class I proteins in tumor T and B cell lines. Int J Oncol. 2002;20(3):563-570.
14. Thomas ML, Brown EJ. Positive and negative regulation of Src-family membrane kinas-es by CD45. Immunol Today. 1999;20(9):406-411.
15. Lopez-Botet M, Bellon T. Natural killer cell activation and inhibition by receptors for MHC class I. Curr Opin Immunol. 1999;11(3):301-307.
16. Boros LG, Puigjaner J, Cascante M, et al. Oxythiamine and dehydroepiandrosterone inhibit the nonoxidative synthesis of ribose and tumor cell proliferation. Cancer Res. 1997;57(19):4242-4248.
17. Rais B, Comin B, Puigjaner J, et al. Oxythiamine and dehydroepiandrosterone induce a G1 phase cycle arrest in Ehrlich's tumor cells through inhibition of the pentose cycle. FEBS Lett. 1999;456(1):113-118.
18. Comin-Anduix B, Boren J, Martinez S, et al. The effect of thiamine supplementation on tumour proliferation. A metabolic control analysis study. Eur J Biochem. 2001;268(15):4177-4182.
19. Boros LG, Cascante M, Lee WN. Metabolic profiling of cell growth and death in cancer: applications in drug discovery. Drug Discov Today. 2002;7(6):364-372.
20. Takeda E, Weber G. Role of ribonucleotide reductase in expression in the neoplastic program. Life Sci. 1981;28(9):1007-1014.
21. Shao J, Zhou B, Chu B, Yen Y. Ribonucleotide reductase inhibitors and future drug design. Curr Cancer Drug Targets. 2006;6(5):409-431.
22. Telekes A, Kiss-Tâoth E, Nagy T, et al. Synergistic effect of MSC on proinflammatory cytokine production and Ras-mediated cell activation. Ann NY Acad Sci. Jun 2005;1051:515-528.
23. Zalatnai A, Lapis K, Szende B, et al. Wheat germ extract inhibits experimental colon carcinogenesis in F-344 rats. Carcinogenesis. 2001;22(10):1649-1652.
24. Meric JB, Rottey S, Olaussen K, et al. Cyclooxygenase-2 as a target for anticancer drug development. Crit Rev Oncol Hematol. 2006;59(1):51-64.
25. Nichelatti M, Hidvegi M. Experimental and clinical results with MSC (a dried extracted from fermented wheat germ) in animal cancer models and in cancer patients. Nogyogyaszati Onkologia. 2002;7:40-41.
26. Jakab F, Shoenfeld Y, Balogh A, et al. A medical nutriment has supportive value in the treatment of colorectal cancer. Br J Cancer. Aug 4 2003;89(3):465-469.
27. Garami M, Schuler D, Babosa M, et al. Fermented wheat germ extract reduces chemotherapy-induced febrile neutropenia in pediatric cancer patients. J Pediatr Hematol Oncol. 2004;26(10):631-635.
28. Demidov LV, Manzjuk LV, Kharkevitch GY, Artamonova EV, Pirogova NA. Antimetastatic effect of MSC in high-risk melanoma patients. 18th UICC International Cancer Congress, Oslo, Norway, 30 June-5 July, 2002. Int J Cancer. 2002;100(S13):408.

AVEMAR

암(癌)세포 자살유도 新무기
밀배아추출물

발행처 : 버들미디어
발행인 : 마복남
등 록 : 제 10-1422호
주 소 : 서울시 은평구 증산로 403-2
전 화 : 02-338-6165
발행일 : 2017년 5월 8일

ISBN : 978-89-6418-046-4 93510

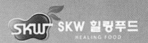

최신 농축 기술인 냉동 건조기술을 적용한

아베마르 리오필

가장 이상적인 농축상태를 현실화 시켜
체내흡수율을 높여 **물에 쉽게 용해되어 소화가 잘 되는 장점이 있습니다.**
향을 내는 인공 가향제, 장기 보존을 위한 **안정제 및 과당 등 인공첨가물을 사용하지 않았습니다.**

100% 천연원료로 제조

WHO(세계보건기구), FDA(미식품의약국), EFSA(유럽식품안전청), 식품의약품안정청(식약처)에서
무독성 판정

2014
고객이 신뢰하는 브랜드 대상
The Customer Trust Brands Awards 2014

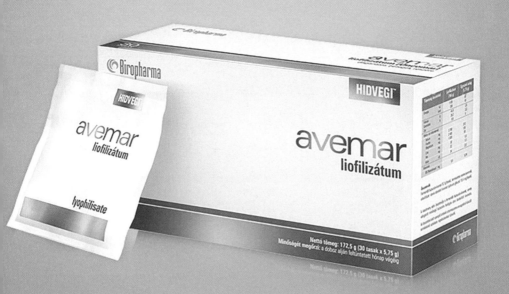

아베마르 한 포(약 5.75g)엔 통밀 한 포대 분의 밀 배아 성분이 들어 있습니다.
아베마르는 밀배아를 추출하여 발효시킬때 효모를 첨가하고 효모가 밀배아를 먹으면서 만들어진 물질입니다.
적합한 미생물학적 순도를 위해 아베마르(Avemar)는 이온 에너지로 처리되어 있으며 관리,보관,배송에 유의합니다.
아베마르는 식약처 검역후 수입 보세창고에서 적정한 온도를 유지하여 항상 보관됩니다.